CLAIRE BRETECHER

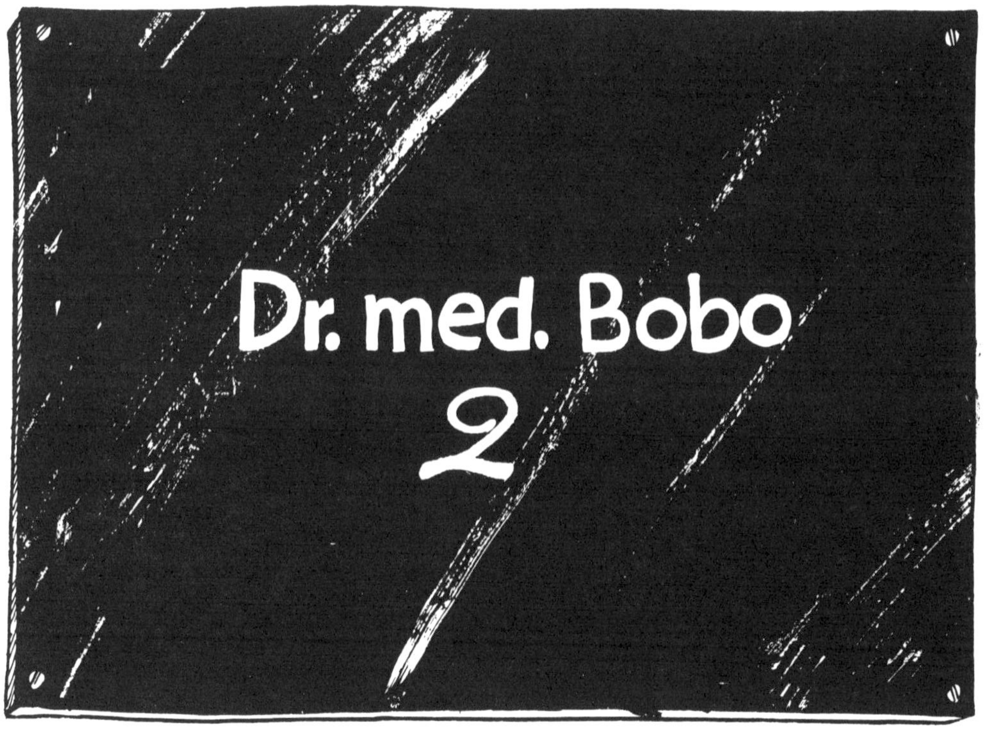

ROWOHLT

«Docteur Ventouse Bobologue 2» erschien 1986 im Selbstverlag
von Claire Bretécher in Paris

Deutsche Texte von Rita Lutrand und Wolfgang Mönninghoff

1. Auflage August 1987

Gesamtherstellung Clausen & Bosse, Leck
Printed in Germany
ISBN 3 498 00516 2

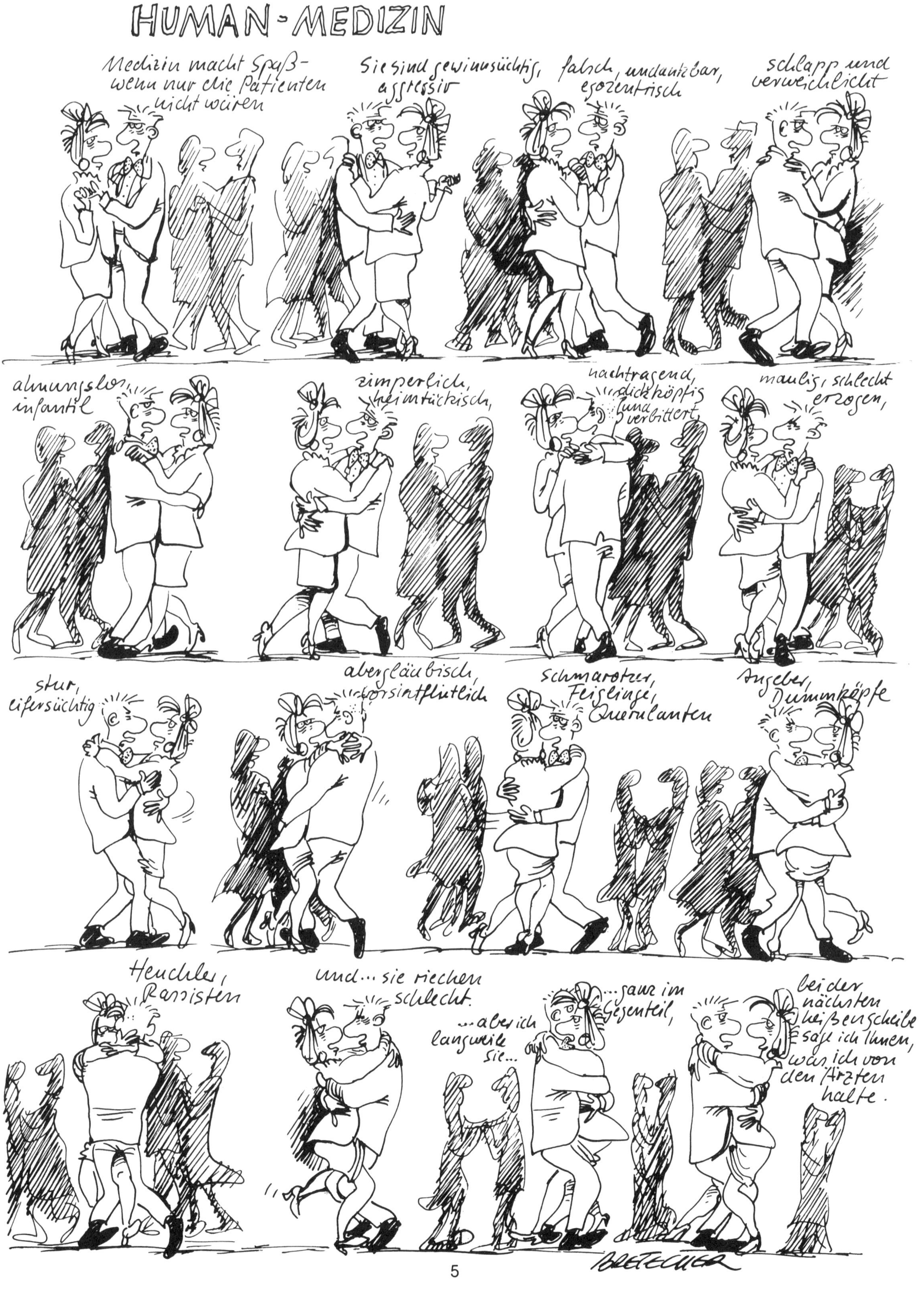
HUMAN-MEDIZIN
Medizin macht Spaß – wenn nur die Patienten nicht wären
Sie sind gewinnsüchtig, aggressiv
falsch, undankbar, egozentrisch
schlapp und verweichlicht
ahnungslos, infantil
zimperlich, heimtückisch,
nachtragend, dickköpfig und verbittert,
maulig, schlecht erzogen,
stur, eifersüchtig
abergläubisch, vorsintflutlich
Schmarotzer, Feiglinge, Querulanten
Angeber, Dummköpfe
Heuchler, Rassisten
und… sie riechen schlecht.
…aber ich langweile Sie…
…ganz im Gegenteil,
bei der nächsten Heißen Scheibe sage ich Ihnen, was ich von den Ärzten halte.
BRETECHER

MUTTERSORGEN

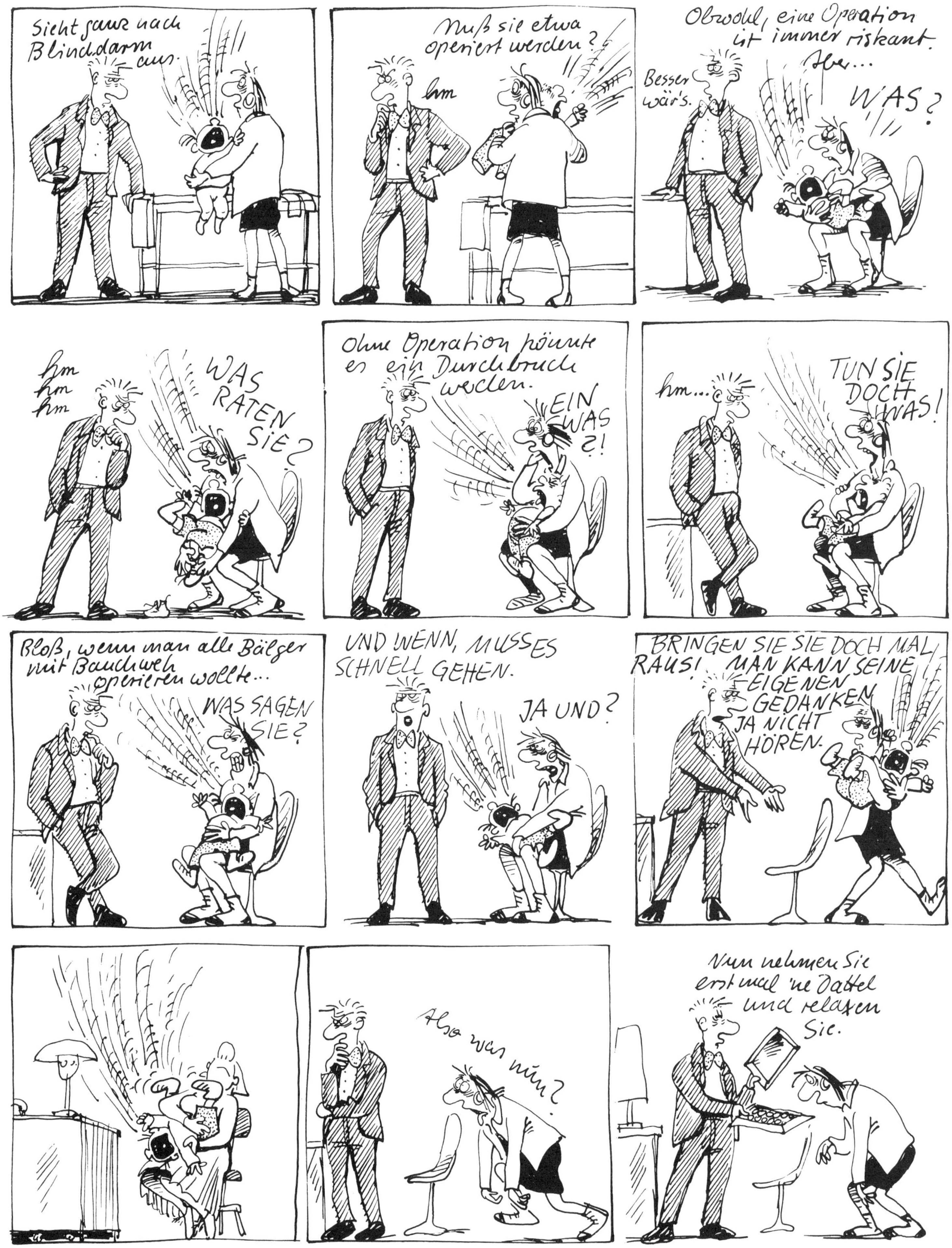
Sieht ganz nach Blinddarm aus.
Muß sie etwa operiert werden?
hm
Besser wär's.
Obwohl, eine Operation ist immer riskant. Aber...
WAS?
hm hm hm
WAS RATEN SIE?
Ohne Operation könnte es ein Durchbruch werden.
EIN WAS?!
hm...
TUN SIE DOCH WAS!
Bloß, wenn man alle Bälger mit Bauchweh operieren wollte...
WAS SAGEN SIE?
UND WENN, MUSSES SCHNELL GEHEN.
JA UND?
BRINGEN SIE SIE DOCH MAL RAUS! MAN KANN SEINE EIGENEN GEDANKEN JA NICHT HÖREN.
Also was nun?
Nun nehmen Sie erst mal 'ne Dattel und relaxen Sie.

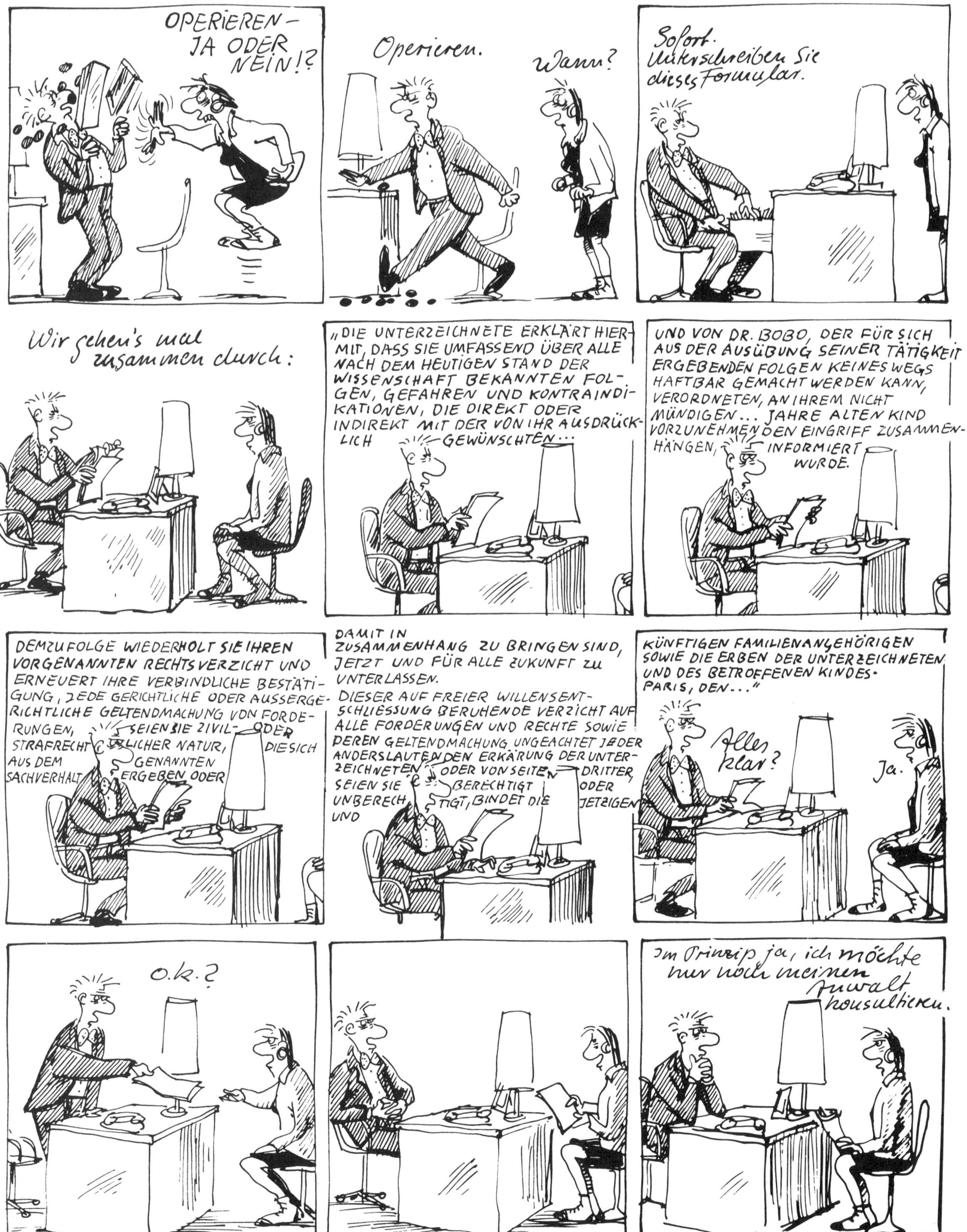
OPERIEREN – JA ODER NEIN!?
Operieren.
Wann?
Sofort. Unterschreiben Sie dieses Formular.
Wir gehen's mal zusammen durch:
„DIE UNTERZEICHNETE ERKLÄRT HIERMIT, DASS SIE UMFASSEND ÜBER ALLE NACH DEM HEUTIGEN STAND DER WISSENSCHAFT BEKANNTEN FOLGEN, GEFAHREN UND KONTRAINDIKATIONEN, DIE DIREKT ODER INDIREKT MIT DER VON IHR AUSDRÜCKLICH GEWÜNSCHTEN...
UND VON DR. BOBO, DER FÜR SICH AUS DER AUSÜBUNG SEINER TÄTIGKEIT ERGEBENDEN FOLGEN KEINESWEGS HAFTBAR GEMACHT WERDEN KANN, VERORDNETEN, AN IHREM NICHT MÜNDIGEN ... JAHRE ALTEN KIND VORZUNEHMEN DEN EINGRIFF ZUSAMMENHÄNGEN, INFORMIERT WURDE.
DEMZUFOLGE WIEDERHOLT SIE IHREN VORGENANNTEN RECHTSVERZICHT UND ERNEUERT IHRE VERBINDLICHE BESTÄTIGUNG, JEDE GERICHTLICHE ODER AUSSERGERICHTLICHE GELTENDMACHUNG VON FORDERUNGEN, SEIEN SIE ZIVIL- ODER STRAFRECHTLICHER NATUR, DIE SICH AUS DEM GENANNTEN SACHVERHALT ERGEBEN ODER
DAMIT IN ZUSAMMENHANG ZU BRINGEN SIND, JETZT UND FÜR ALLE ZUKUNFT ZU UNTERLASSEN.
DIESER AUF FREIER WILLENSENTSCHLIESSUNG BERUHENDE VERZICHT AUF ALLE FORDERUNGEN UND RECHTE SOWIE DEREN GELTENDMACHUNG UNGEACHTET JEDER ANDERSLAUTENDEN ERKÄRUNG DER UNTERZEICHNETEN ODER VON SEITEN DRITTER, SEIEN SIE BERECHTIGT ODER UNBERECHTIGT, BINDET DIE JETZIGEN UND
KÜNFTIGEN FAMILIENANGEHÖRIGEN SOWIE DIE ERBEN DER UNTERZEICHNETEN UND DES BETROFFENEN KINDES.
PARIS, DEN ...“
Alles klar?
Ja.
O.k.?
Im Prinzip ja, ich möchte nur noch meinen Anwalt konsultieren.
BRETÉCHER

FRUST

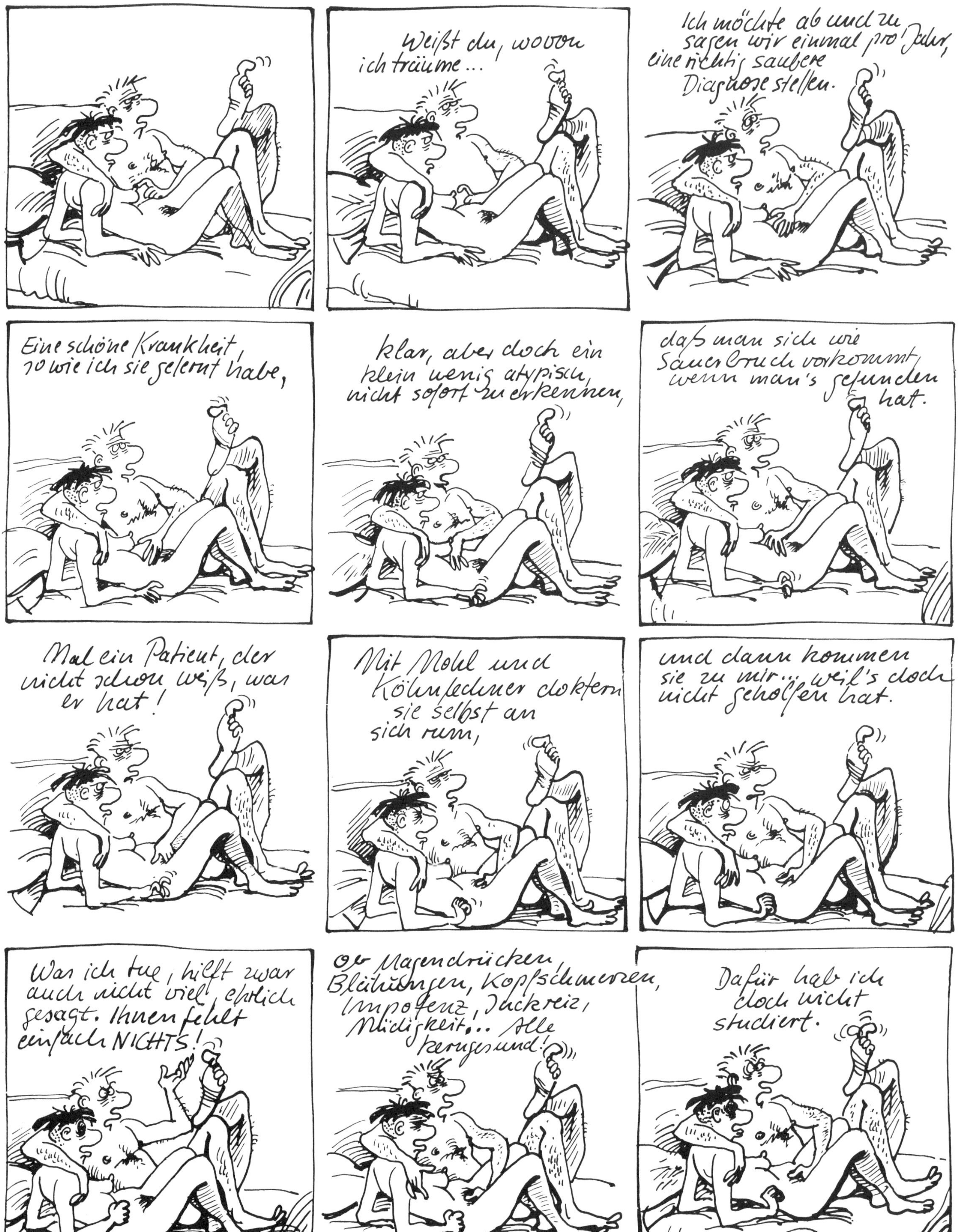
Weißt du, wovon ich träume...
Ich möchte ab und zu sagen wir einmal pro Jahr, eine richtig saubere Diagnose stellen.
Eine schöne Krankheit, so wie ich sie gelernt habe,
klar, aber doch ein klein wenig atypisch, nicht sofort zu erkennen,
daß man sich wie Sauerbruch vorkommt, wenn man's gefunden hat.
Mal ein Patient, der nicht schon weiß, was er hat!
Mit Mohl und Köhnlechner doktern sie selbst an sich rum,
und dann kommen sie zu mir... weil's doch nicht geholfen hat.
Was ich tue, hilft zwar auch nicht viel, ehrlich gesagt. Ihnen fehlt einfach NICHTS!
Ob Magendrücken, Blähungen, Kopfschmerzen, Impotenz, Juckreiz, Müdigkeit!.. Alle kerngesund!
Dafür hab ich doch nicht studiert.

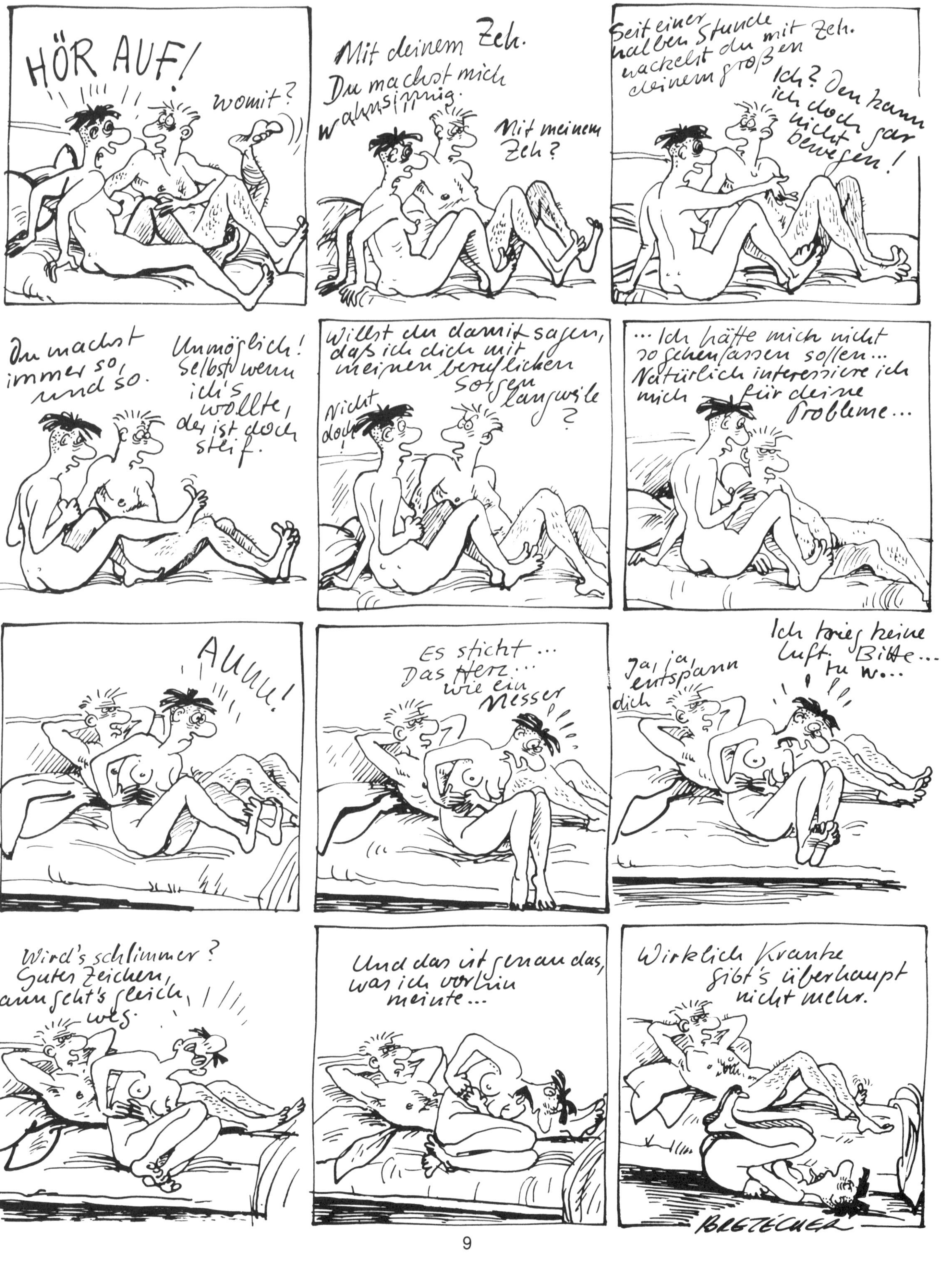
HÖR AUF!
womit?
Mit deinem Zeh.
Du machst mich wahnsinnig.
Mit meinem Zeh?
Seit einer halben Stunde wackelst du mit deinem großen Zeh.
Ich? Den kann ich doch nicht gar bewegen!
Du machst immer so, und so.
Unmöglich! Selbst wenn ich's wollte, der ist doch steif.
Willst du damit sagen, daß ich dich mit meinen beruflichen Sorgen langweile?
Nicht doch!
... Ich hätte mich nicht so gehenlassen sollen... Natürlich interessiere ich mich für deine Probleme...
AUUU!
Es sticht... Das Herz... wie ein Messer
Ja, ja entspann dich
Ich krieg keine Luft. Bitte... tu w...
Wird's schlimmer? Gutes Zeichen, dann geht's gleich weg.
Und das ist genau das, was ich vorhin meinte...
Wirklich Kranke gibt's überhaupt nicht mehr.
BRETECHER

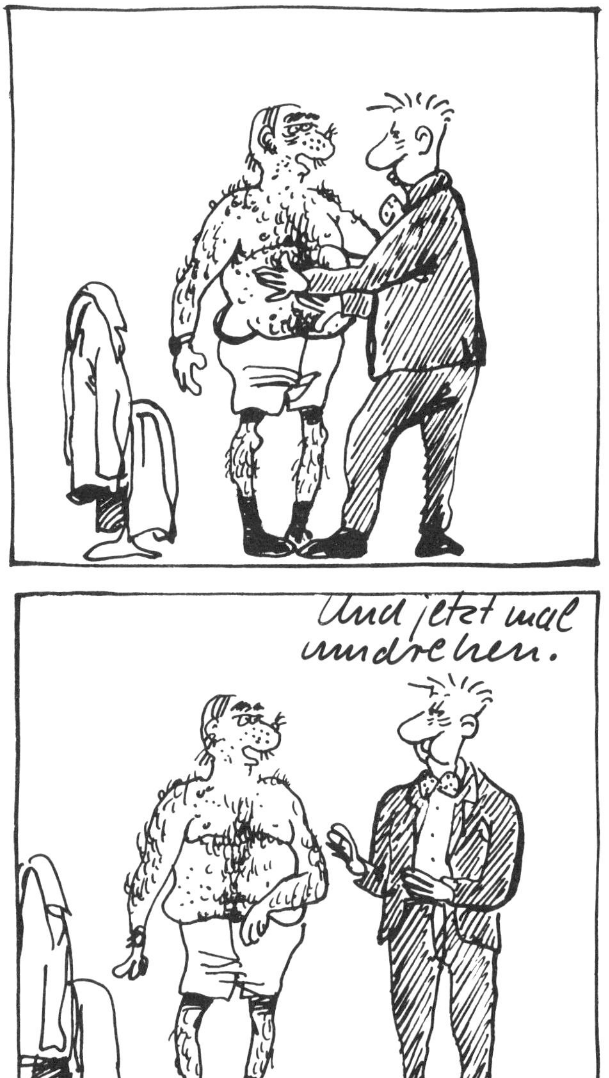
Und jetzt mal umdrehen.

KISSENSCHLACHT

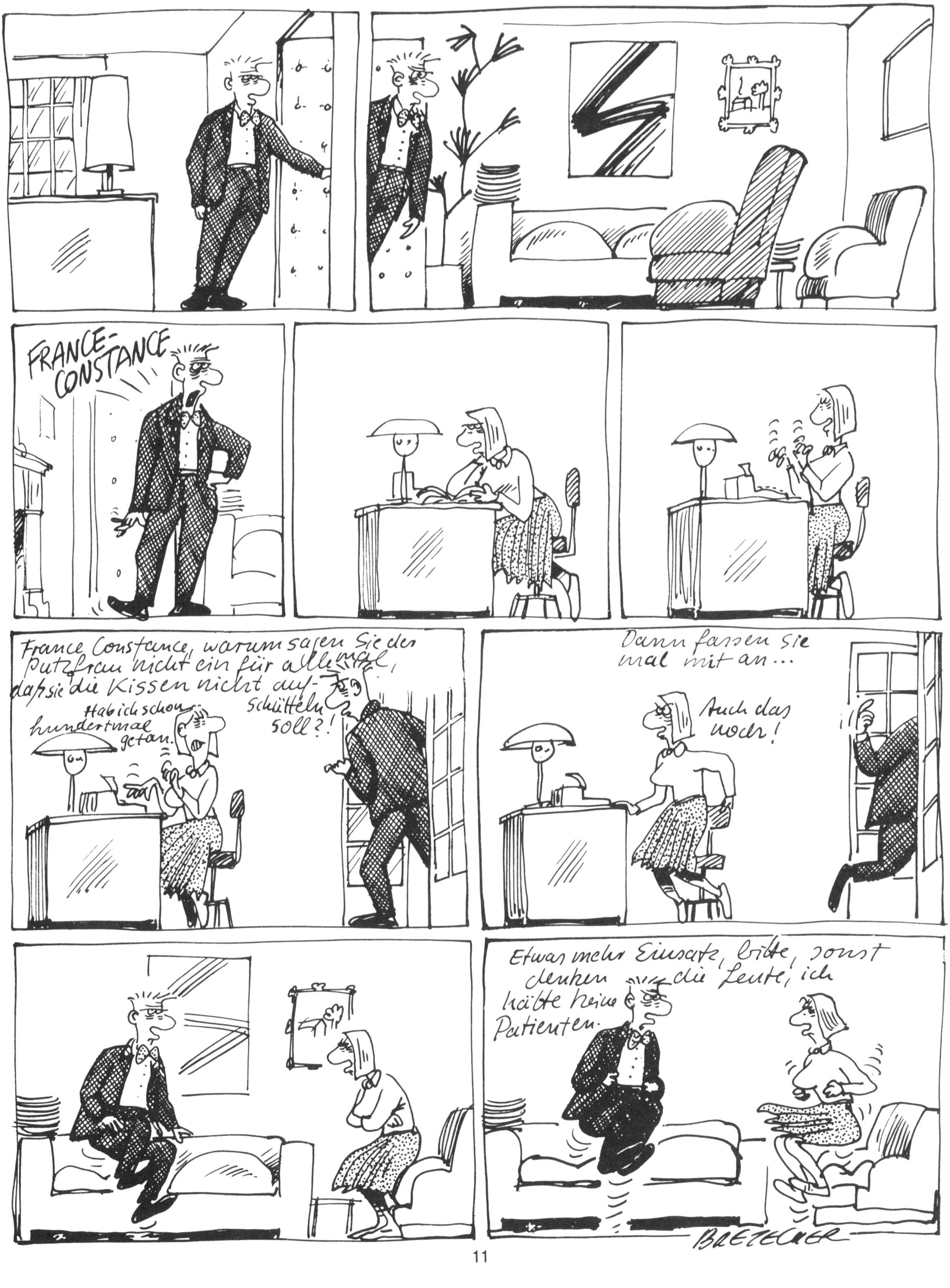
FRANCE-CONSTANCE
France Constance, warum sagen Sie der Putzfrau nicht ein für allemal, daß sie die Kissen nicht aufschütteln soll?!
Hab ich schon hundertmal getan.
Dann fassen sie mal mit an...
Auch das noch!
Etwas mehr Einsatz, bitte, sonst denken die Leute, ich hätte keine Patienten.

LIEBESGEFLÜSTER

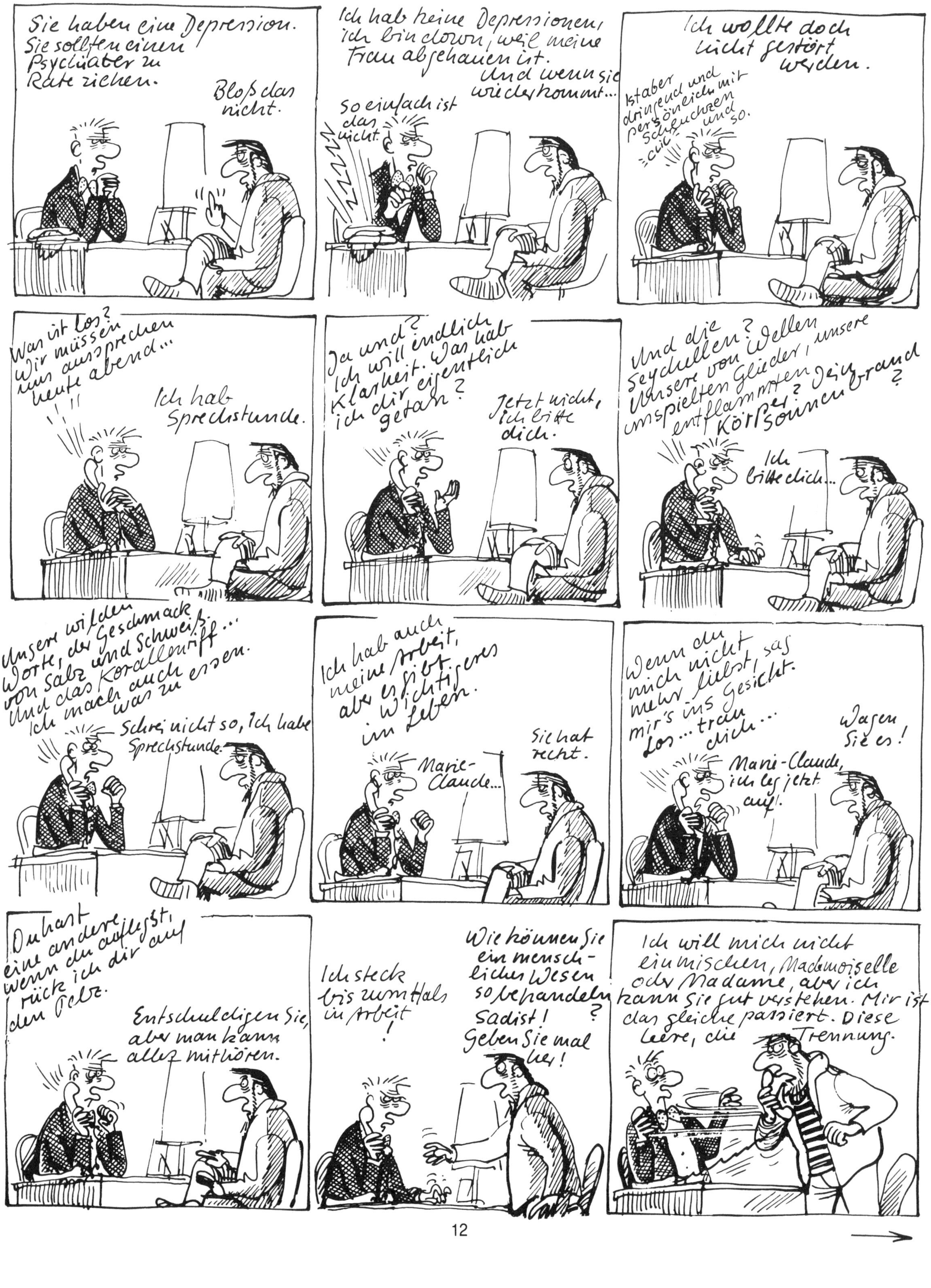
Sie haben eine Depression. Sie sollten einen Psychiater zu Rate ziehen.
Bloß das nicht.
Ich hab keine Depressionen, ich bin down, weil meine Frau abgehauen ist.
So einfach ist das nicht.
Und wenn sie wiederkommt...
Ich wollte doch nicht gestört werden.
Ist aber dringend und persönlich mit Schluchzen und so.
clic
Was ist los? Wir müssen uns aussprechen heute abend...
Ich hab Sprechstunde.
Ja und? Ich will endlich Klarheit. Was hab ich dir eigentlich getan?
Jetzt nicht, ich bitte dich.
Und die Seychellen? Unsere von Wellen umspielten Glieder, unsere entflammten Körper? Dein Sonnenbrand?
Ich bitte dich...
Unsere wilden Worte, der Geschmack von Salz und Schweiß. Und das Korallenriff... Ich mach auch was zu essen.
Schrei nicht so, Ich habe Sprechstunde.
Ich hab auch meine Arbeit, aber es gibt Wichtigeres im Leben.
Marie-Claude...
Sie hat recht.
Wenn du mich nicht mehr liebst, sag mir's ins Gesicht. Los... trau dich...
Marie-Claude, ich leg jetzt auf!
Wagen Sie es!
Du hast eine andere. Wenn du auflegst, rück ich dir auf den Pelz.
Entschuldigen Sie, aber man kann alles mithören.
Ich steck bis zum Hals in Arbeit!
Wie können Sie ein menschliches Wesen so behandeln? Sadist! Geben Sie mal her!
Ich will mich nicht einmischen, Madmoiselle oder Madame, aber ich kann Sie gut verstehen. Mir ist das gleiche passiert. Diese Leere, die Trennung.

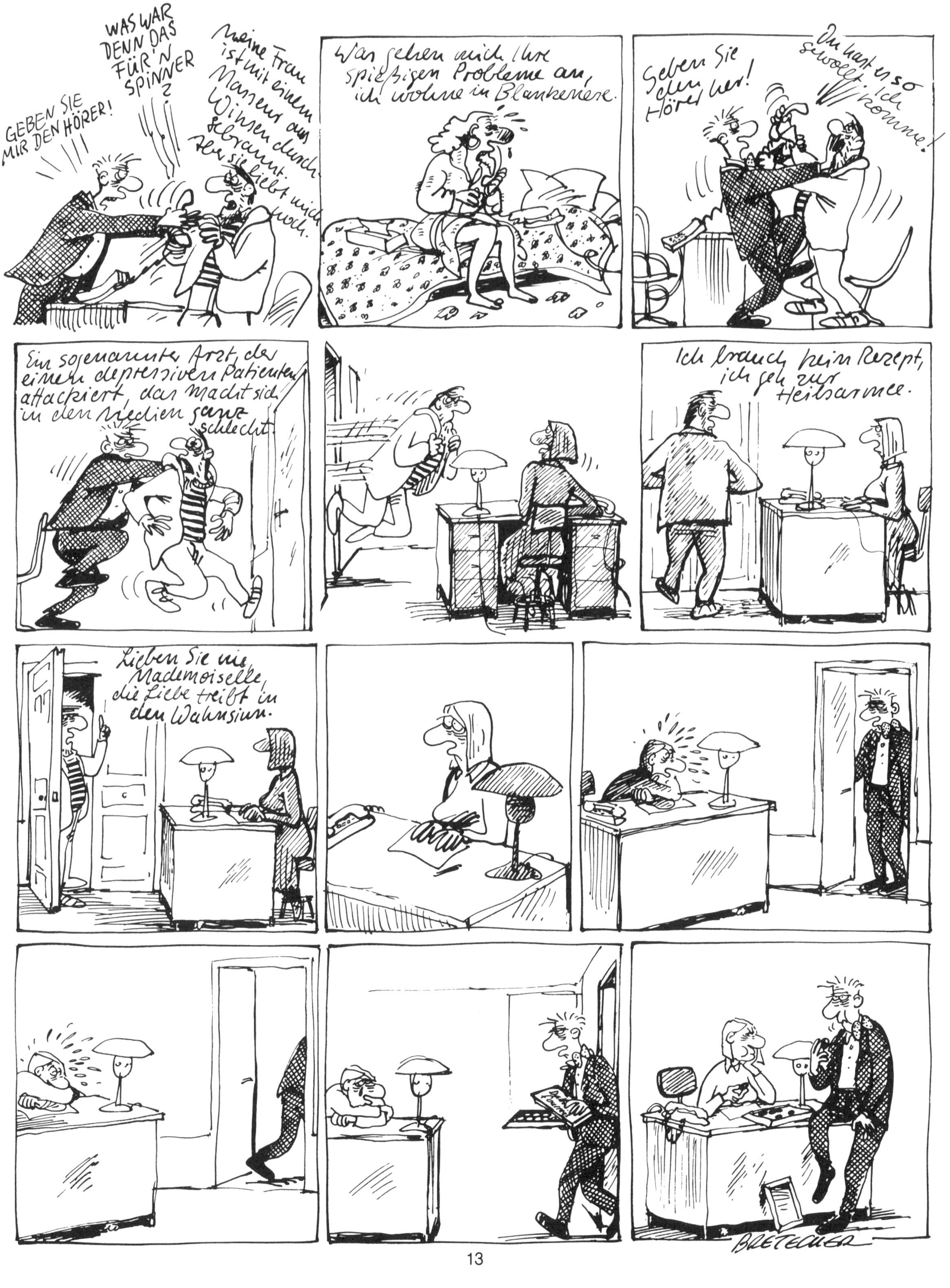
GEBEN SIE MIR DEN HÖRER!
WAS WAR DENN DAS FÜR'N SPINNER?
Meine Frau ist mit einem Masseur aus Winsen durchgebrannt. Aber sie liebt mich noch.
Was gehen mich Ihre spießigen Probleme an, ich wohne in Blankenese.
Geben Sie den Hörer her!
Du hast es so gewollt. Ich komme!
Ein sogenannter Arzt, der einen depressiven Patienten attackiert, das macht sich in den Medien ganz schlecht.
Ich brauch kein Rezept, ich geh zur Heilsarmee.
Lieben Sie nie, Mademoiselle, die Liebe treibt in den Wahnsinn.
BRETECHER

DAS HERZ IN DER HAND

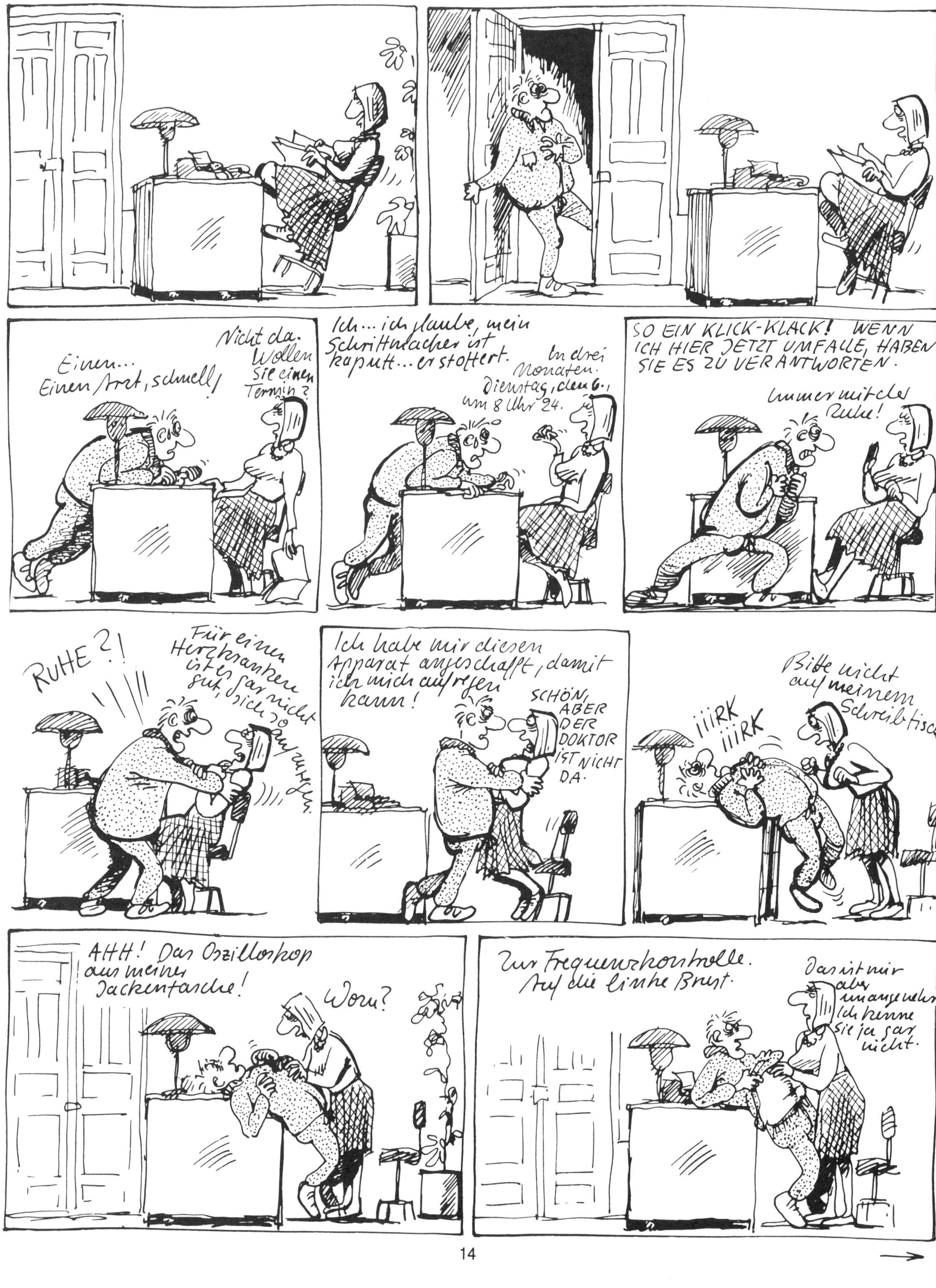

→

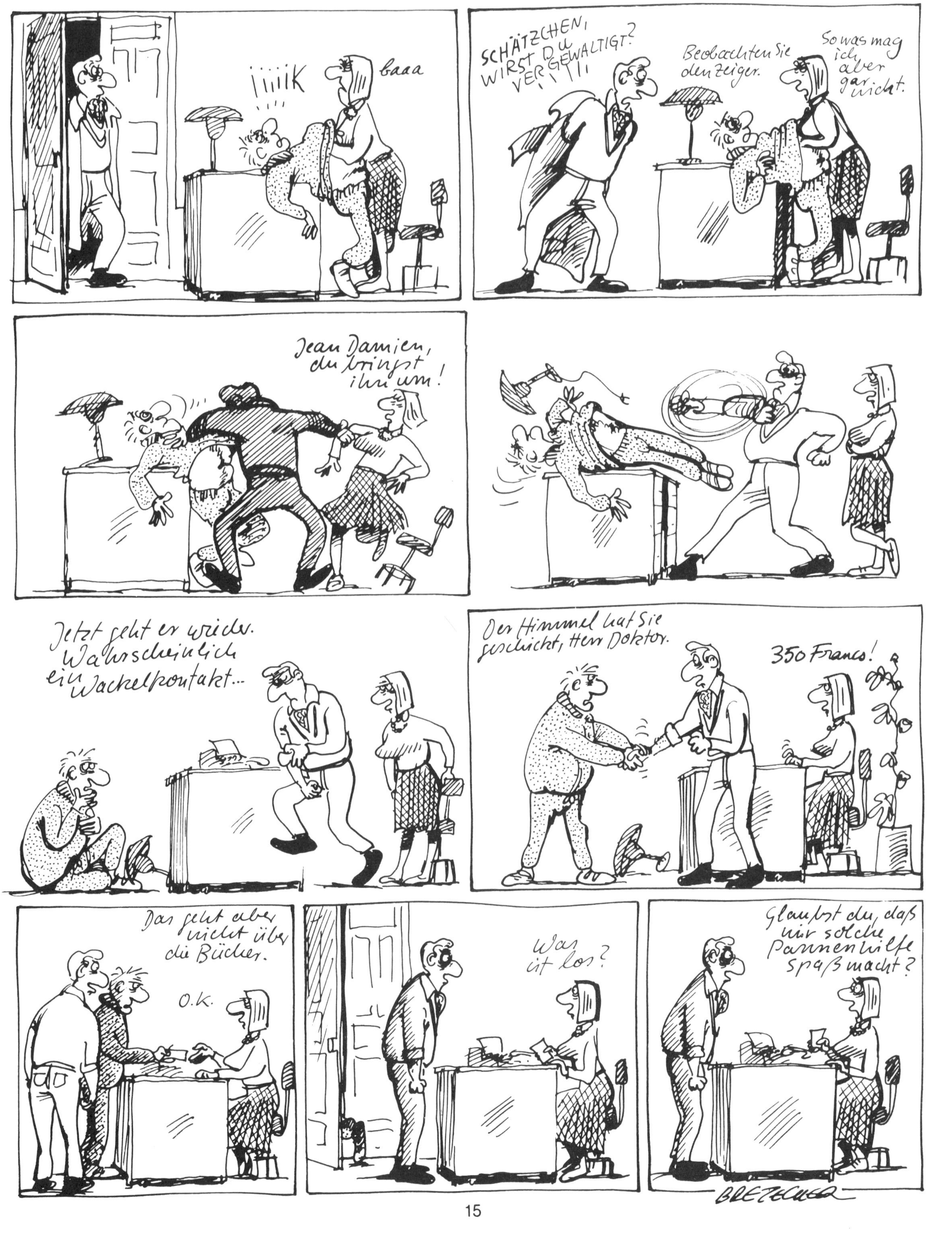
iiiiiK
baaa
SCHÄTZCHEN, WIRST DU VERGEWALTIGT?
Beobachten Sie den Zeiger.
So was mag ich aber gar nicht.
Jean Damien, du bringst ihn um!
Jetzt geht er wieder. Wahrscheinlich ein Wackelkontakt...
Der Himmel hat Sie geschickt, Herr Doktor.
350 Francs!
Das geht aber nicht über die Bücher.
O.K.
Was ist los?
Glaubst du, daß mir solche Pannenhilfe Spaß macht?
BRETECHER

BLOW UP

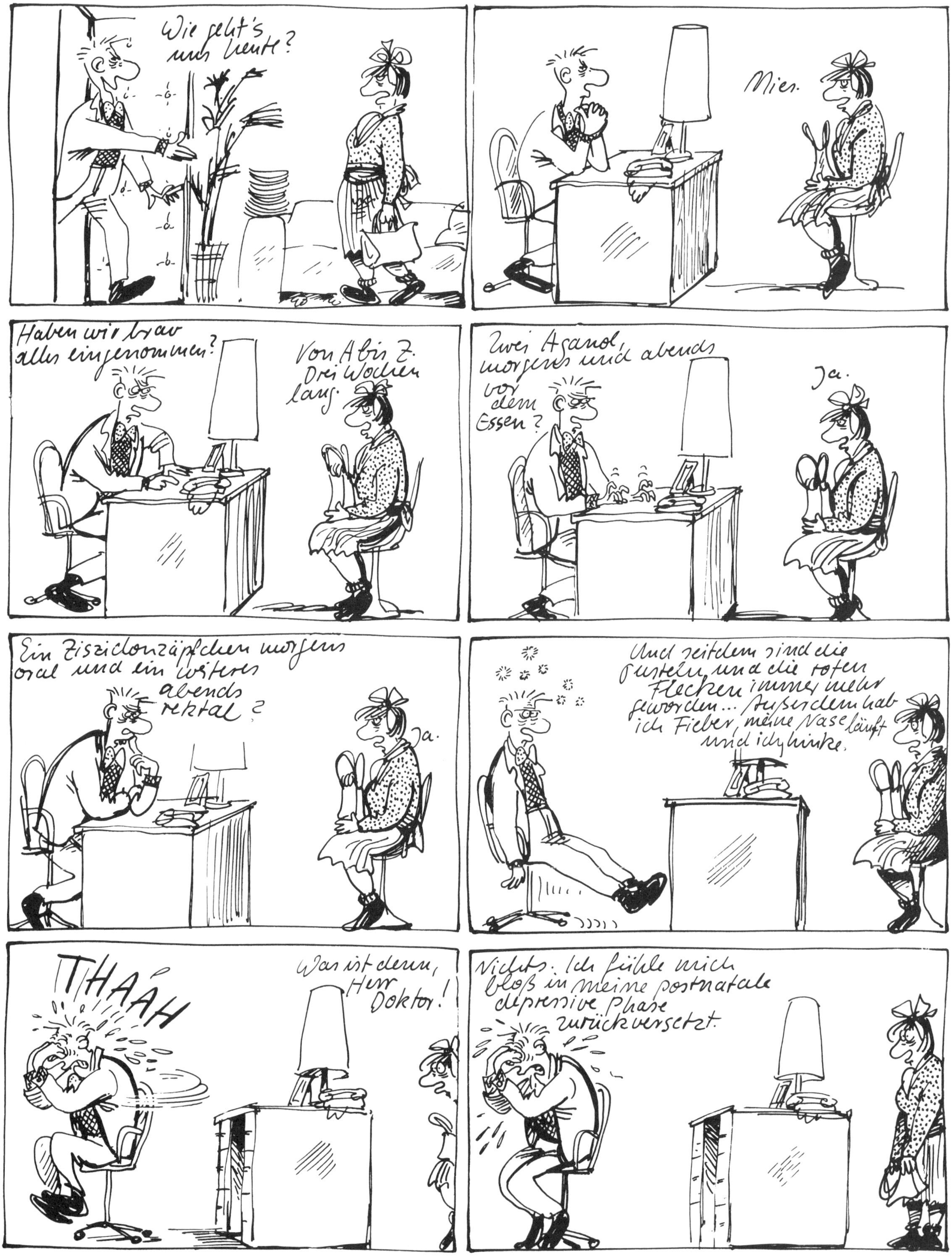
Wie geht's uns heute?
Mies.
Haben wir brav alles eingenommen?
Von A bis Z. Drei Wochen lang.
Zwei Aganol morgens und abends vor dem Essen?
Ja.
Ein Ziszidonzäpfchen morgens oral und ein weiteres abends rektal?
Ja.
Und seitdem sind die Pusteln und die roten Flecken immer mehr geworden... Außerdem hab ich Fieber, meine Nase läuft und ich hinke.
THAÄH
Was ist denn, Herr Doktor!
Nichts. Ich fühle mich bloß in meine postnatale depressive Phase zurückversetzt.

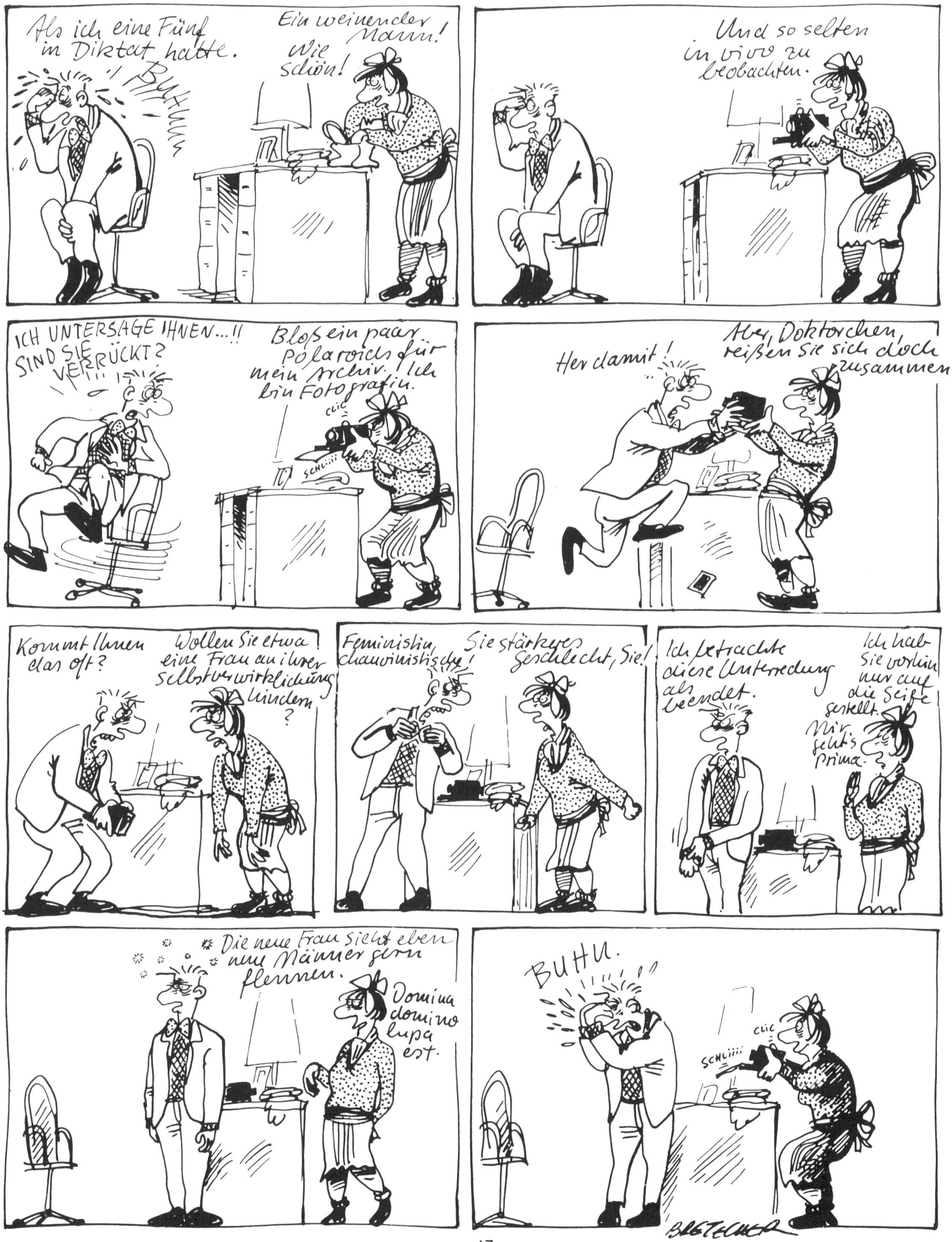

Als ich eine Fünf im Diktat hatte.
BUHUU
Ein weinender Mann! Wie schön!
Und so selten in vivo zu beobachten.
ICH UNTERSAGE IHNEN...!! SIND SIE VERRÜCKT?
Bloß ein paar Polaroids für mein Archiv. Ich bin Fotografin.
CLIC
SCHLIIII
Her damit!
Aber, Doktorchen, reißen Sie sich doch zusammen.
Kommt Ihnen das oft?
Wollen Sie etwa eine Frau an ihrer Selbstverwirklichung hindern?
Feministin, chauvinistische!
Sie stärkeres Geschlecht, Sie!
Ich betrachte diese Unterredung als beendet.
Ich hab Sie vorhin nur auf die Seife gestellt.
Mir geht's prima.
Die neue Frau sieht eben nun Männer gern flennen.
Domina domino lupa est.
BUHU.
CLIC
SCHLIIII
BRETECHER

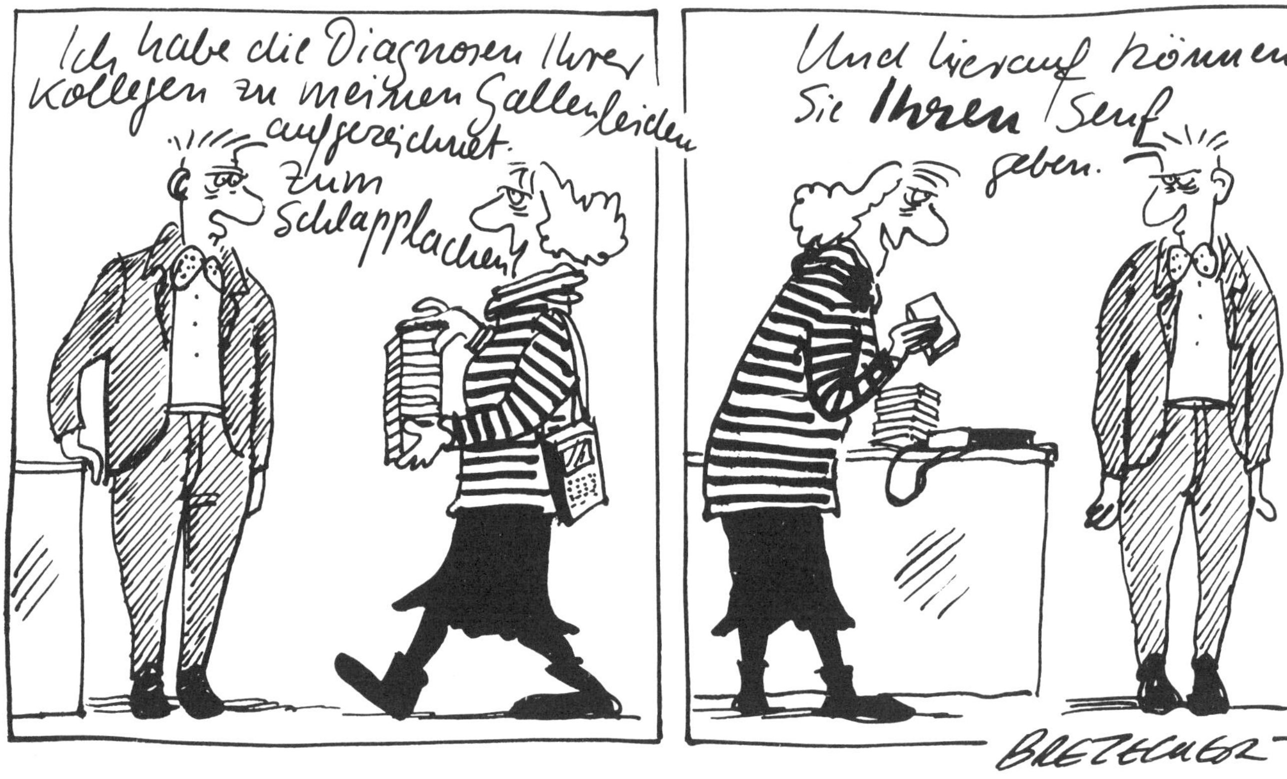
Ich habe die Diagnosen Ihrer Kollegen zu meinem Gallenleiden aufgezeichnet.
Zum Schlapplachen!
Und hierauf können Sie Ihren Senf geben.
BRETECHER

WENN DU NOCH EINE MUTTER HAST

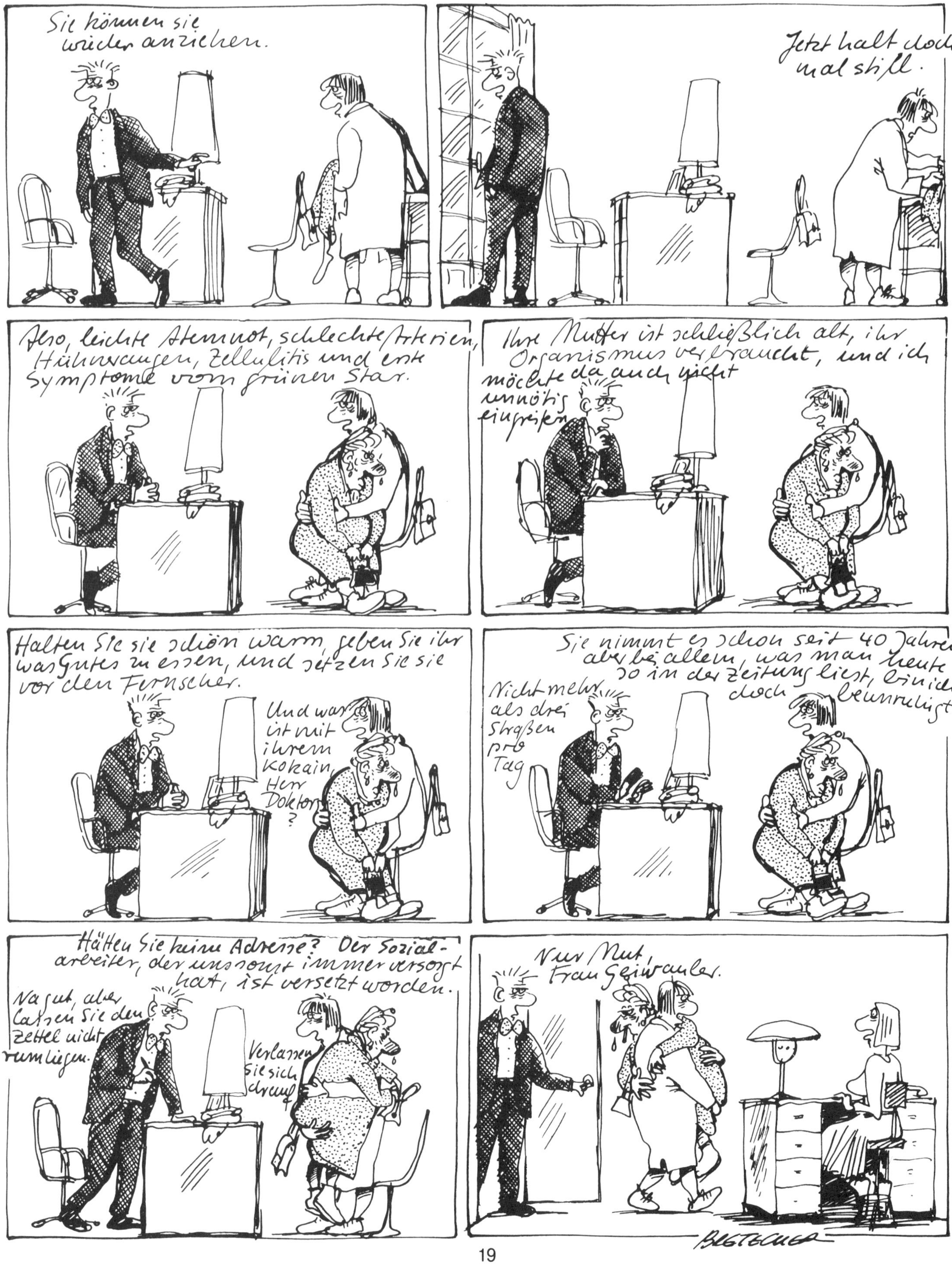
Sie können sie wieder anziehen.
Jetzt halt doch mal still.
Also, leichte Atemnot, schlechte Arterien, Hühneraugen, Zellulitis und erste Symptome vom grünen Star.
Ihre Mutter ist schließlich alt, ihr Organismus verbraucht, und ich möchte da auch nicht unnötig eingreifen.
Halten Sie sie schön warm, geben Sie ihr was Gutes zu essen, und setzen Sie sie vor den Fernseher.
Und was ist mit ihrem Kokain, Herr Doktor?
Sie nimmt es schon seit 40 Jahren, aber bei allem, was man heute so in der Zeitung liest, bin ich doch beunruhigt.
Nicht mehr als drei Straßen pro Tag
Hätten Sie keine Adresse? Der Sozialarbeiter, der uns sonst immer versorgt hat, ist versetzt worden.
Na gut, aber lassen Sie den Zettel nicht rumliegen.
Verlassen Sie sich drauf.
Nur Mut, Frau Geiwanler.

INNERE MEDIZIN

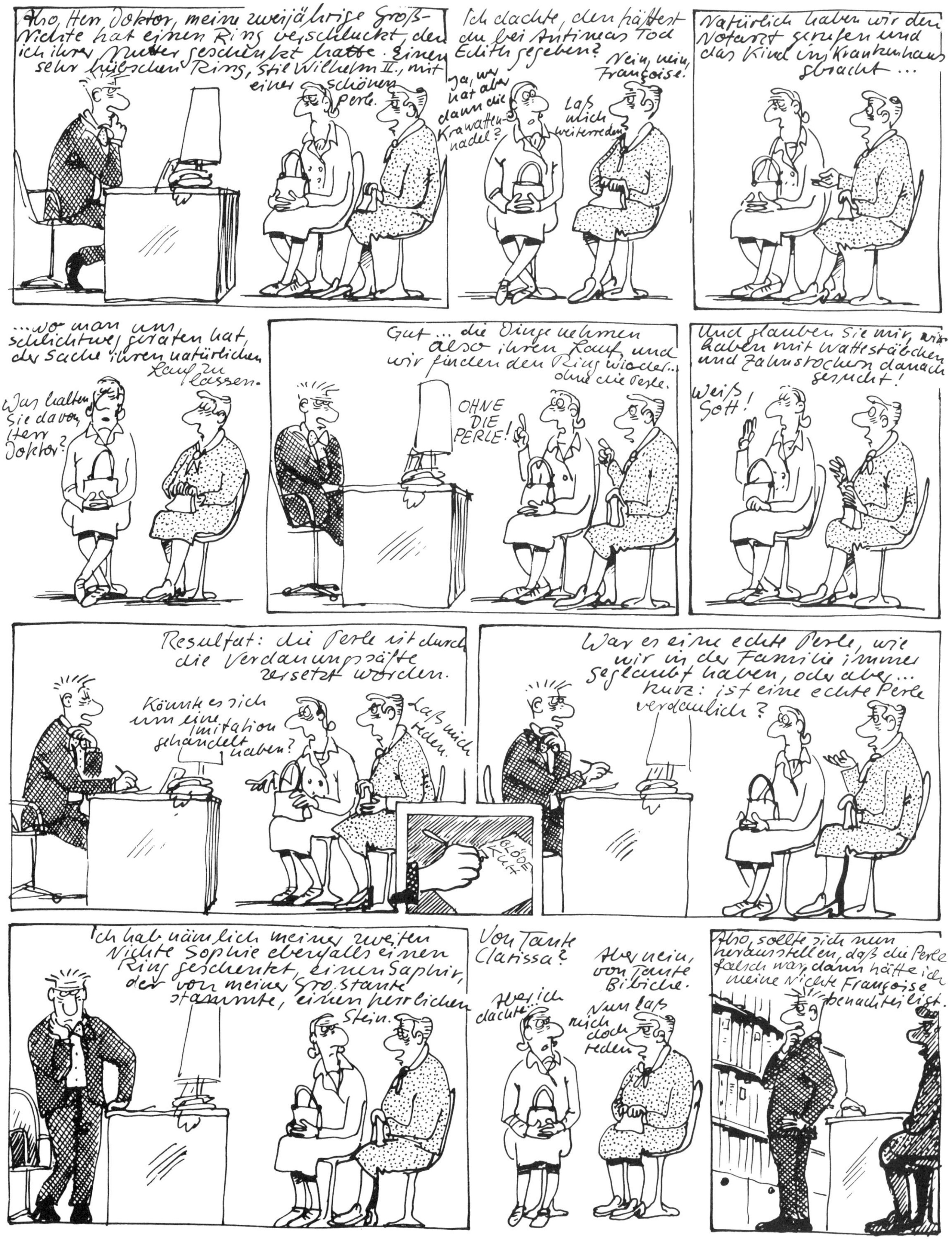

Also, Herr Doktor, meine zweijährige Großnichte hat einen Ring verschluckt, den ich ihrer Mutter geschenkt hatte. Einen sehr hübschen Ring, Stil Wilhelm II., mit einer schönen Perle.
Ich dachte, den hättest du bei Antimeas Tod Edith gegeben?
Nein, nein, Françoise.
Ja, wer hat aber dann die Krawattennadel?
Laß mich weiterreden!
Natürlich haben wir den Notarzt gerufen und das Kind ins Krankenhaus gebracht ...
...wo man uns schlichtweg geraten hat, der Sache ihren natürlichen Lauf zu lassen.
Was halten Sie davon, Herr Doktor?
Gut ... die Dinge nehmen also ihren Lauf, und wir finden den Ring wieder... ohne die Perle.
OHNE DIE PERLE!
Und glauben Sie mir, wir haben mit Wattestäbchen und Zahnstochern danach gesucht!
Weiß Gott!
Resultat: die Perle ist durch die Verdauungssäfte zersetzt worden.
Könnte es sich um eine Imitation gehandelt haben?
Laß mich reden.
BLÖDE KUH
War es eine echte Perle, wie wir in der Familie immer geglaubt haben, oder aber... kurz: ist eine echte Perle verdaulich?
Ich hab nämlich meiner zweiten Nichte Sophie ebenfalls einen Ring geschenkt, einen Saphir, der von meiner Großtante stammte, einen herrlichen Stein.
Von Tante Clarissa?
Aber nein, von Tante Bibiche.
Aber ich dachte...
Nun laß mich doch reden.
Also, sollte sich nun herausstellen, daß die Perle falsch war, dann hätte ich meine Nichte Françoise benachteiligt.

→

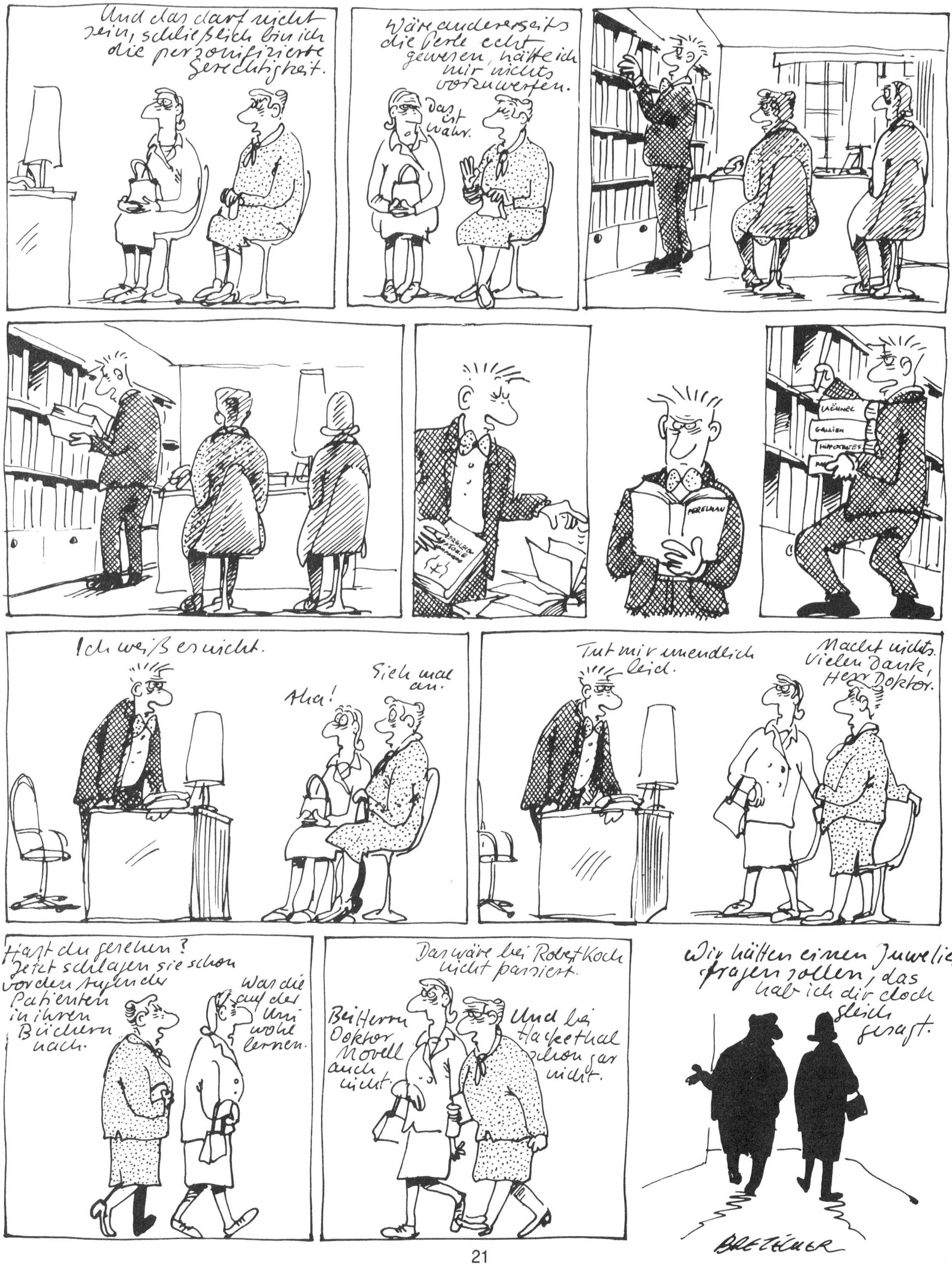
Und das darf nicht sein, schließlich bin ich die personifizierte Gerechtigkeit.
Wäre andererseits die Perle echt gewesen, hätte ich mir nichts vorzuwerfen.
Das ist wahr.
PERELMAN
LAËNNEC
GALLIEN
HIPPOCRATES
Ich weiß es nicht.
Aha!
Sieh mal an.
Tut mir unendlich leid.
Macht nichts. Vielen Dank, Herr Doktor.
Hast du gesehen? Jetzt schlagen sie schon vor den Augen der Patienten in ihren Büchern nach.
Was die auf der Uni wohl lernen.
Das wäre bei Robert Koch nicht passiert.
Bei Herrn Doktor Novell auch nicht.
Und bei Hackethal schon gar nicht.
Wir hätten einen Juwelier fragen sollen, das hab ich dir doch gleich gesagt.
BRETÉCHER

MÄDCHEN IN UNIFORM

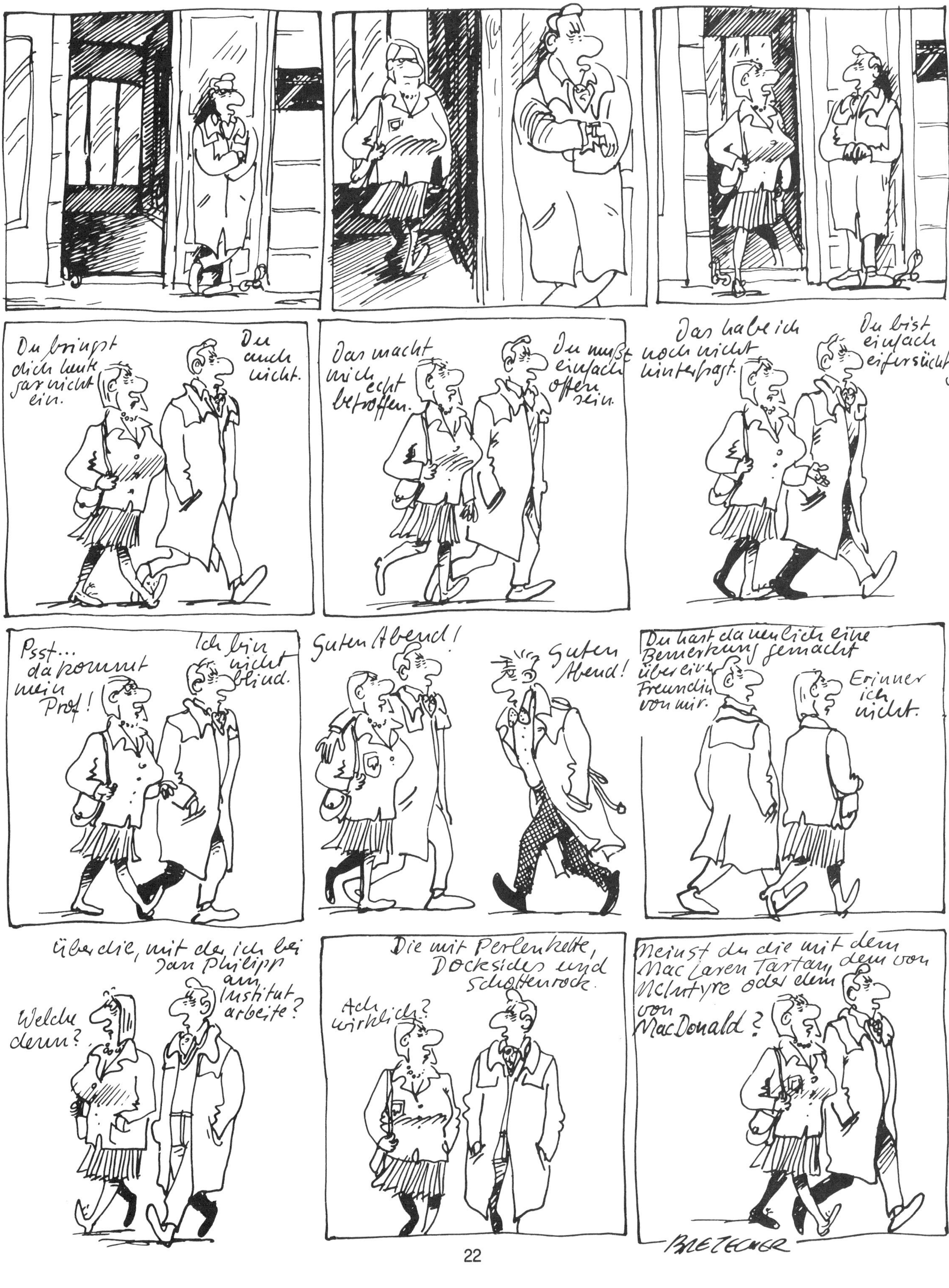

Du bringst dich heute gar nicht ein.
Du auch nicht.
Das macht mich echt betroffen.
Du mußt einfach offen sein.
Das habe ich noch nicht hinterfragt.
Du bist einfach eifersüchtig.
Psst... da kommt mein Prof!
Ich bin nicht blind.
Guten Abend!
Guten Abend!
Du hast da neulich eine Bemerkung gemacht über eine Freundin von mir.
Erinner ich nicht.
Über die, mit der ich bei Jan Philipp am Institut arbeite?
Welche denn?
Die mit Perlenkette, Docksides und Schottenrock.
Ach wirklich?
Meinst du die mit dem Mac Laren Tartan, dem von McIntyre oder dem von MacDonald?
BRETECHER

TRÄCHTIGE POLLEN

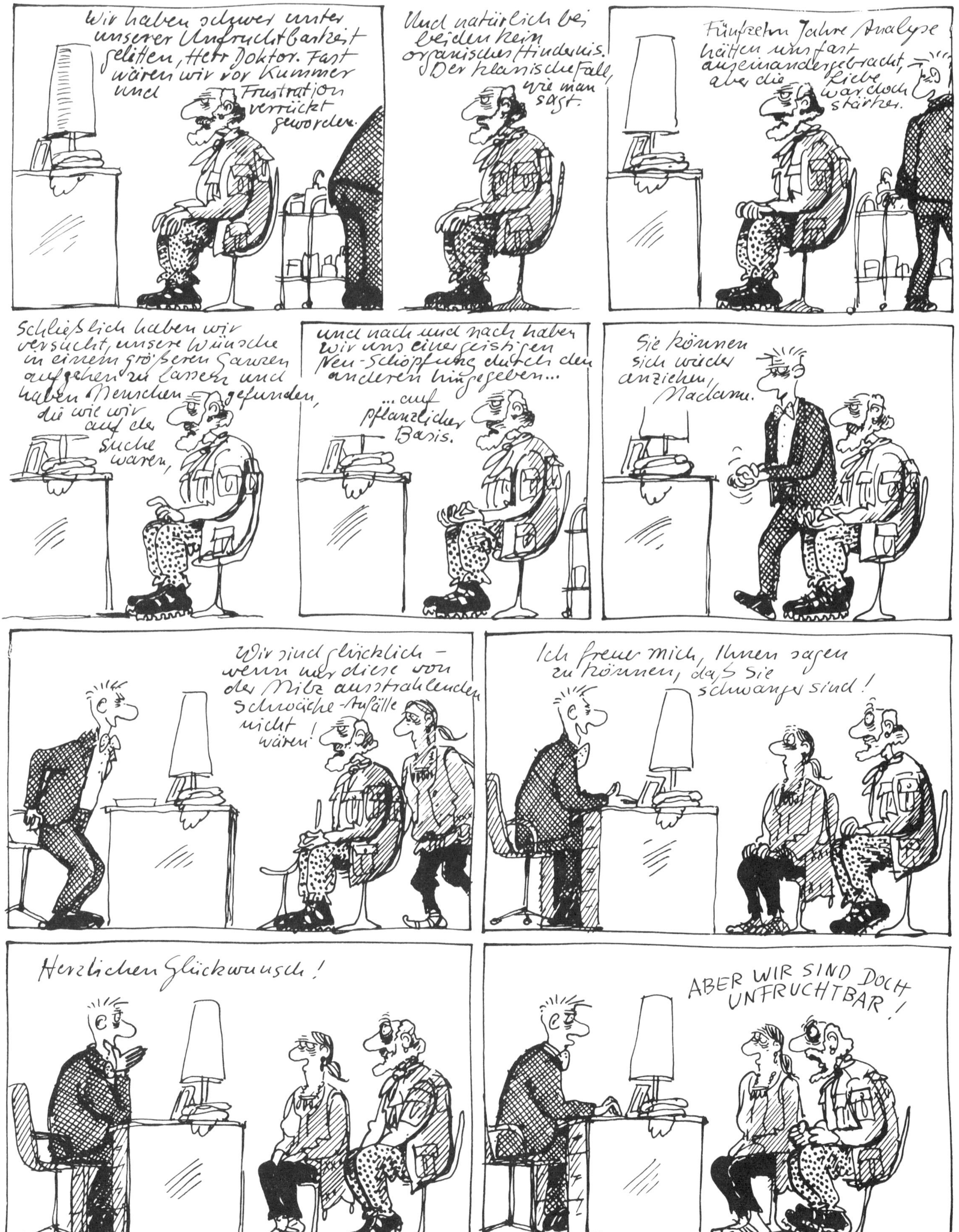
Wir haben schwer unter unserer Unfruchtbarkeit gelitten, Herr Doktor. Fast wären wir vor Kummer und Frustration verrückt geworden.
Und natürlich bei beiden kein organisches Hindernis. Der klassische Fall, wie man sagt.
Fünfzehn Jahre Analyse hätten uns fast auseinandergebracht, aber die Liebe war doch stärker.
Schließlich haben wir versucht, unsere Wünsche in einem größeren Ganzen aufgehen zu lassen und haben Menschen gefunden, die wie wir auf der Suche waren,
und nach und nach haben wir uns einer geistigen Neu-Schöpfung durch den anderen hingegeben...
... auf pflanzlicher Basis.
Sie können sich wieder anziehen, Madame.
Wir sind glücklich – wenn nur diese von der Milz ausstrahlenden Schwäche-Anfälle nicht wären!
Ich freue mich, Ihnen sagen zu können, daß Sie schwanger sind!
Herzlichen Glückwunsch!
ABER WIR SIND DOCH UNFRUCHTBAR!
BRETÉCHER

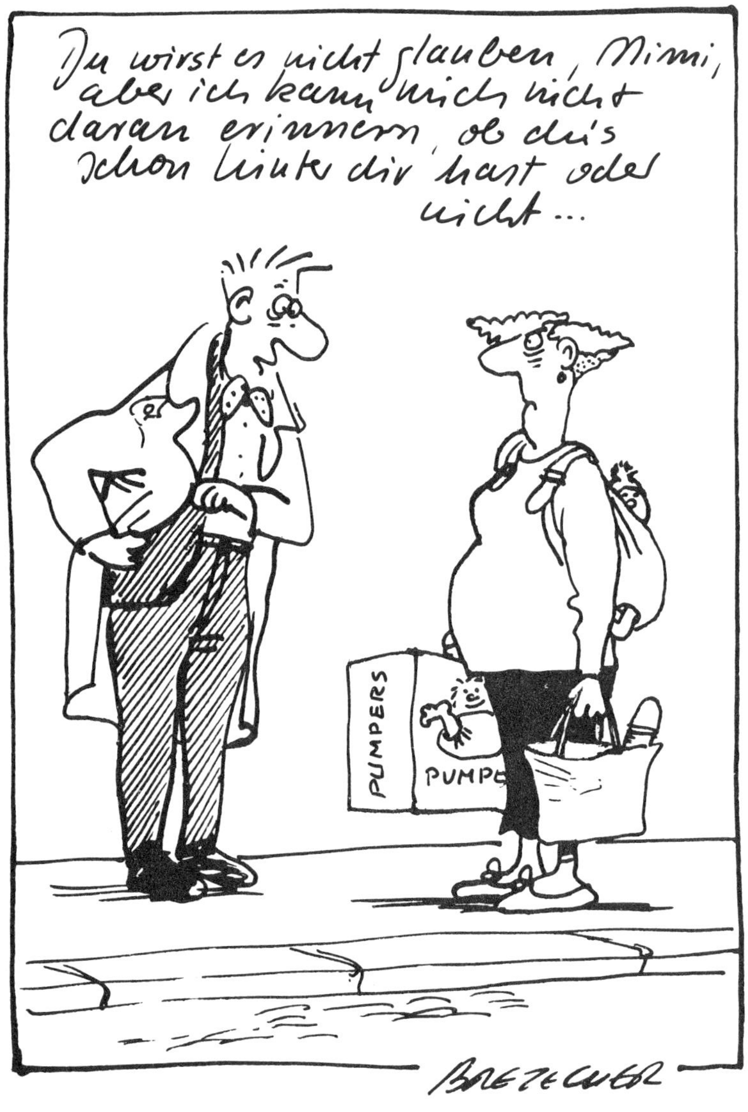
Du wirst es nicht glauben, Mimi, aber ich kann mich nicht daran erinnern, ob du's schon hinter dir hast oder nicht ...
PUMPERS
PUMPE
BRETECHER

BAUKIS

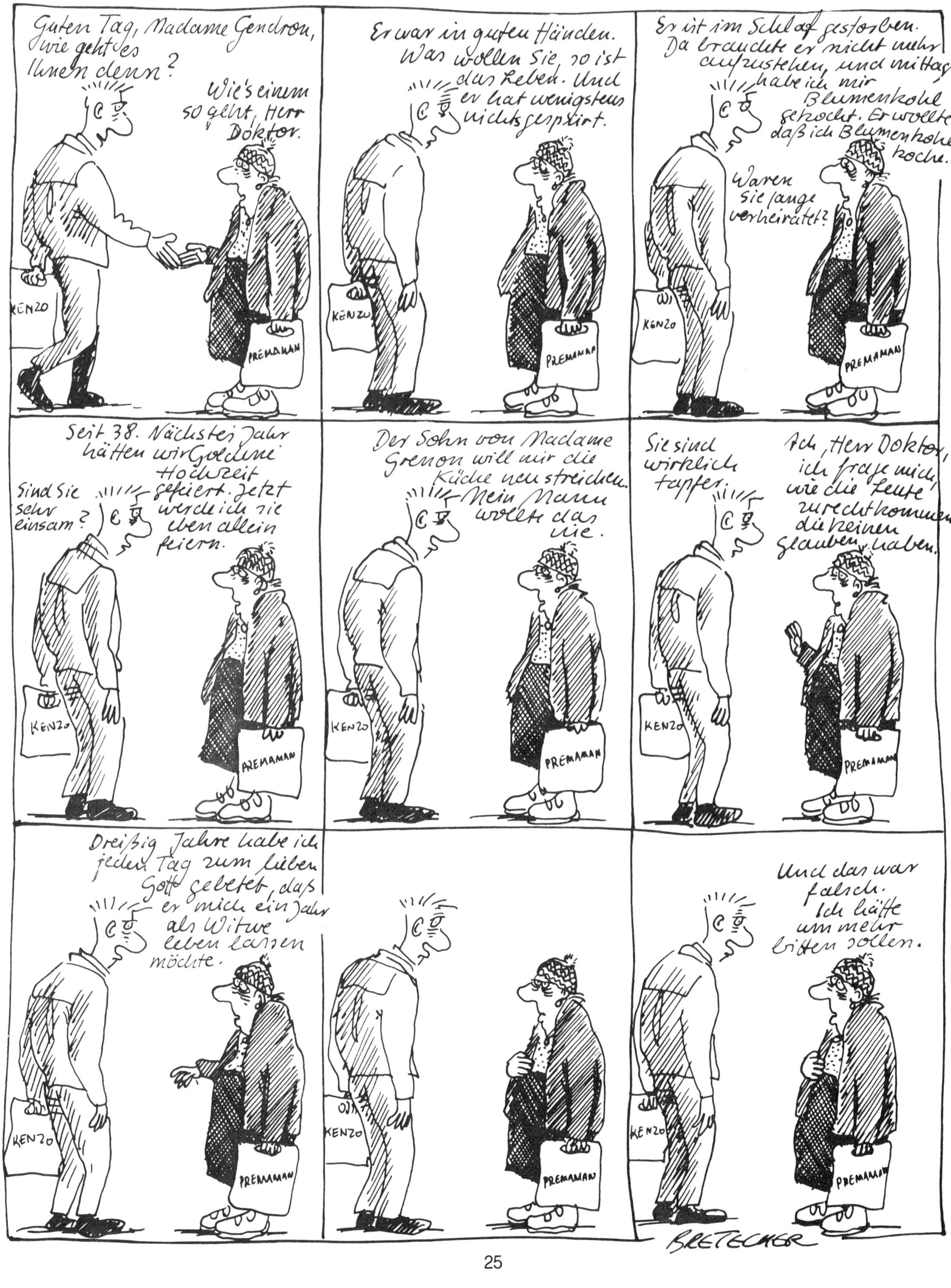
Guten Tag, Madame Gendron, wie geht es Ihnen denn?
Wie's einem so geht, Herr Doktor.
Er war in guten Händen. Was wollen Sie, so ist das Leben. Und er hat wenigstens nichts gespürt.
Er ist im Schlaf gestorben. Da brauchte er nicht mehr aufzustehen, und mittags habe ich mir Blumenkohl gekocht. Er wollte nie, daß ich Blumenkohl koche.
Waren Sie lange verheiratet?
Seit 38. Nächstes Jahr hätten wir Goldene Hochzeit gefeiert. Jetzt werde ich sie eben allein feiern.
Sind Sie sehr einsam?
Der Sohn von Madame Grenon will mir die Küche neu streichen. Mein Mann wollte das nie.
Sie sind wirklich tapfer.
Ach, Herr Doktor, ich frage mich, wie die Leute zurechtkommen, die keinen Glauben haben.
Dreißig Jahre habe ich jeden Tag zum lieben Gott gebetet, daß er mich ein Jahr als Witwe leben lassen möchte.
Und das war falsch. Ich hätte um mehr bitten sollen.
KENZO
PREMAMAN
BRETECHER

WOCHENEND-BESUCH

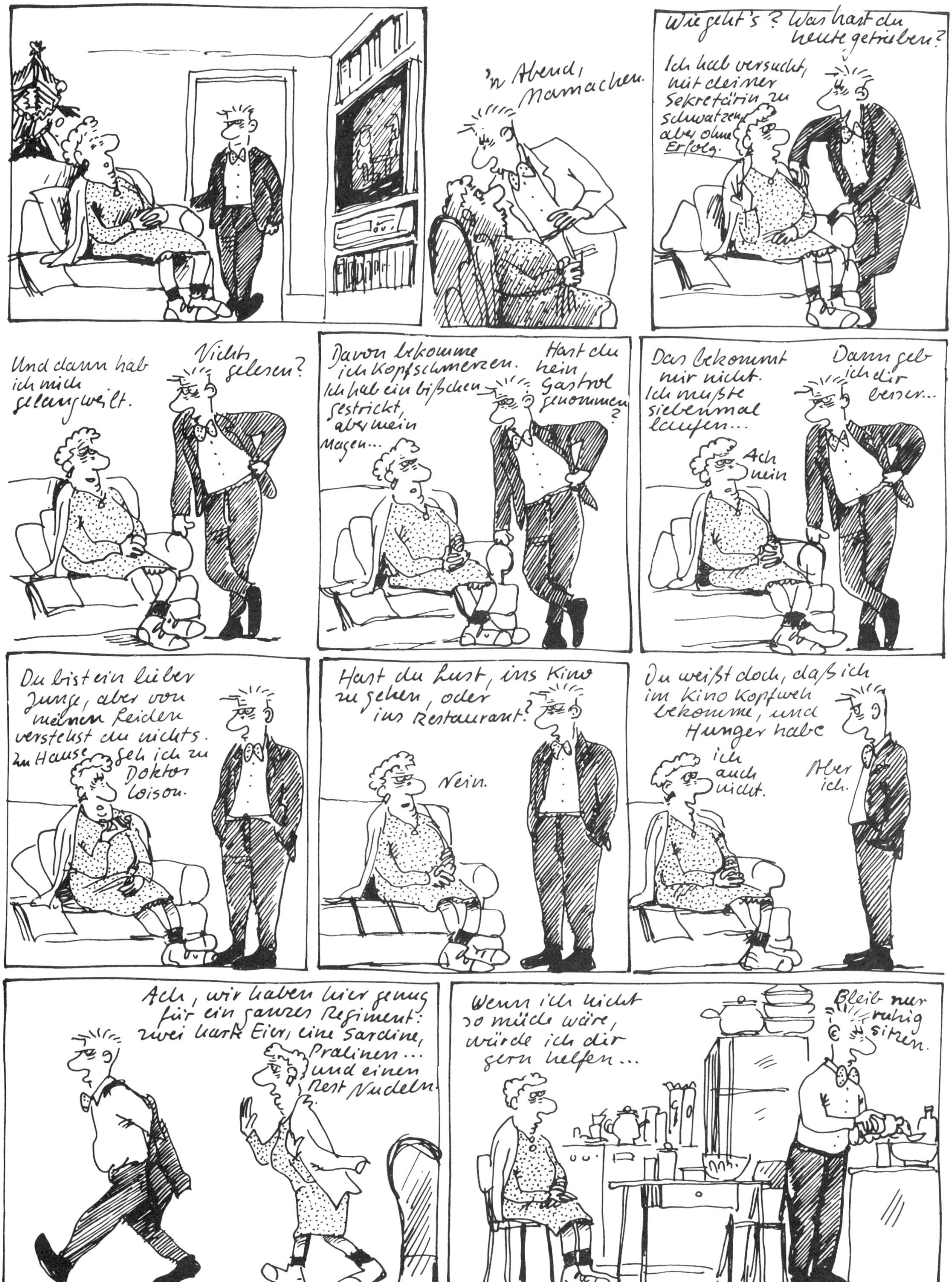
'n Abend, Mamachen.
Wie geht's? Was hast du heute getrieben?
Ich hab versucht, mit deiner Sekretärin zu schwatzen, aber ohne Erfolg.
Und dann hab ich mich gelangweilt.
Nichts gelesen?
Davon bekomme ich Kopfschmerzen. Ich hab ein bißchen gestrickt, aber mein Magen...
Hast du kein Gastrol genommen?
Das bekommt mir nicht. Ich mußte siebenmal laufen...
Dann geb ich dir besser...
Ach nein
Du bist ein lieber Junge, aber von meinen Leiden verstehst du nichts. Zu Hause geh ich zu Doktor Loison.
Hast du Lust, ins Kino zu gehen, oder ins Restaurant?
Nein.
Du weißt doch, daß ich im Kino Kopfweh bekomme, und Hunger habe ich auch nicht.
Aber ich.
Ach, wir haben hier genug für ein ganzes Regiment: zwei harte Eier, eine Sardine, Pralinen... und einen Rest Nudeln.
Wenn ich nicht so müde wäre, würde ich dir gern helfen...
Bleib nur ruhig sitzen.

→

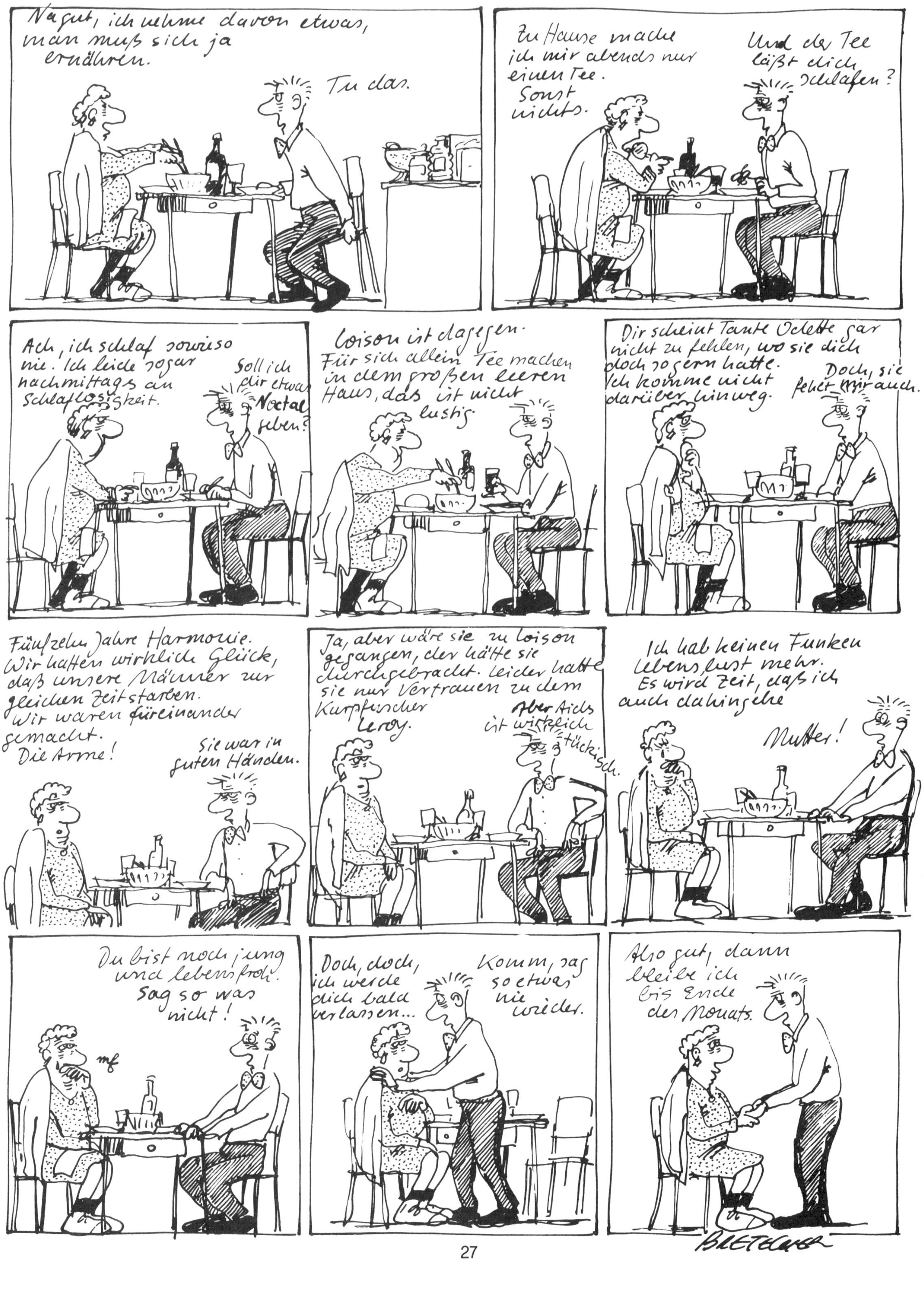
Na gut, ich nehme davon etwas, man muß sich ja ernähren.
Tu das.
Zu Hause mache ich mir abends nur einen Tee. Sonst nichts.
Und der Tee läßt dich schlafen?
Ach, ich schlaf sowieso nie. Ich leide sogar nachmittags an Schlaflosigkeit.
Soll ich dir etwas Noctal geben?
Loison ist dagegen. Für sich allein Tee machen in dem großen leeren Haus, das ist nicht lustig.
Dir scheint Tante Odette gar nicht zu fehlen, wo sie dich doch so gern hatte. Ich komme nicht darüber hinweg.
Doch, sie fehlt mir auch.
Fünfzehn Jahre Harmonie. Wir hatten wirklich Glück, daß unsere Männer zur gleichen Zeit starben. Wir waren füreinander gemacht. Die Arme!
Sie war in guten Händen.
Ja, aber wäre sie zu Loison gegangen, der hätte sie durchgebracht. Leider hatte sie nur Vertrauen zu dem Kurpfuscher Leroy.
Aber Aids ist wirklich tückisch.
Ich hab keinen Funken Lebenslust mehr. Es wird Zeit, daß ich auch dahingehe
Mutter!
Du bist noch jung und lebensfroh. Sag so was nicht!
mf
Doch, doch, ich werde dich bald verlassen...
Komm, sag so etwas nie wieder.
Also gut, dann bleibe ich bis Ende des Monats.
BRETECHER

MUT ZUR RÜSCHE

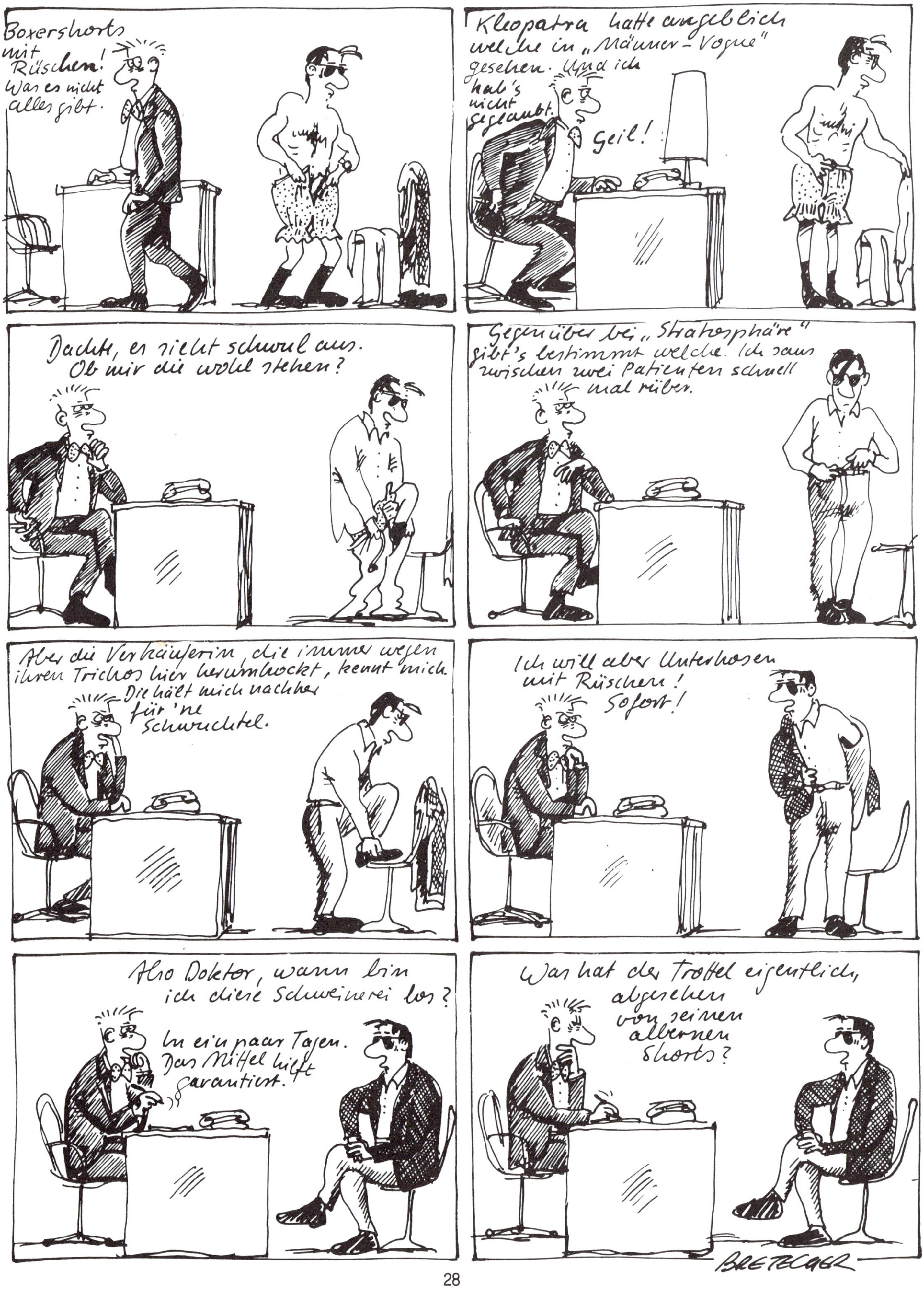

Boxershorts mit Rüschen! Was es nicht alles gibt.
Kleopatra hatte angeblich welche in „Männer-Vogue" gesehen. Und ich hab's nicht geglaubt.
Geil!
Dachte, es sieht schwul aus. Ob mir die wohl stehen?
Gegenüber bei „Stratosphäre" gibt's bestimmt welche. Ich saus zwischen zwei Patienten schnell mal rüber.
Aber die Verkäuferin, die immer wegen ihren Trichos hier herumhockt, kennt mich. Die hält mich nachher für 'ne Schwuchtel.
Ich will aber Unterhosen mit Rüschen! Sofort!
Also Doktor, wann bin ich diese Schweinerei los?
In ein paar Tagen. Das Mittel hilft garantiert.
Was hat der Trottel eigentlich, abgesehen von seinen albernen Shorts?
BRETECHER

PHARMAREFERENTIN

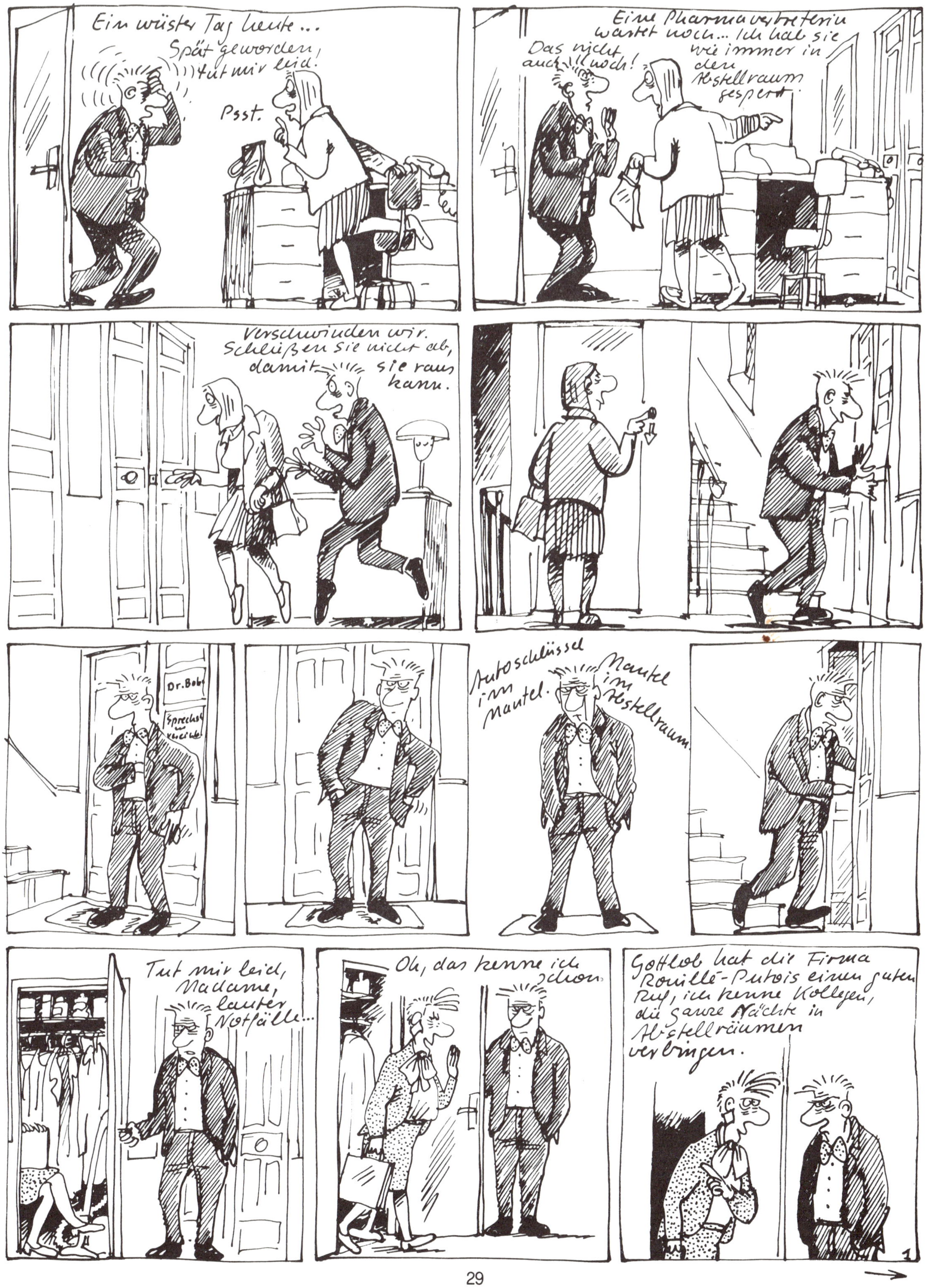

Ein wüster Tag heute... Spät geworden, tut mir leid!
Psst.
Das nicht auch noch!
Eine Pharmavertreterin wartet noch... Ich hab sie wie immer in den Abstellraum gesperrt.
Verschwinden wir. Schließen Sie nicht ab, damit sie raus kann.
Autoschlüssel im Mantel.
Mantel im Abstellraum.
Tut mir leid, Madame, lauter Notfälle...
Oh, das kenne ich schon.
Gottlob hat die Firma Rouillé-Putois einen guten Ruf, ich kenne Kollegen, die ganze Nächte in Abstellräumen verbringen.

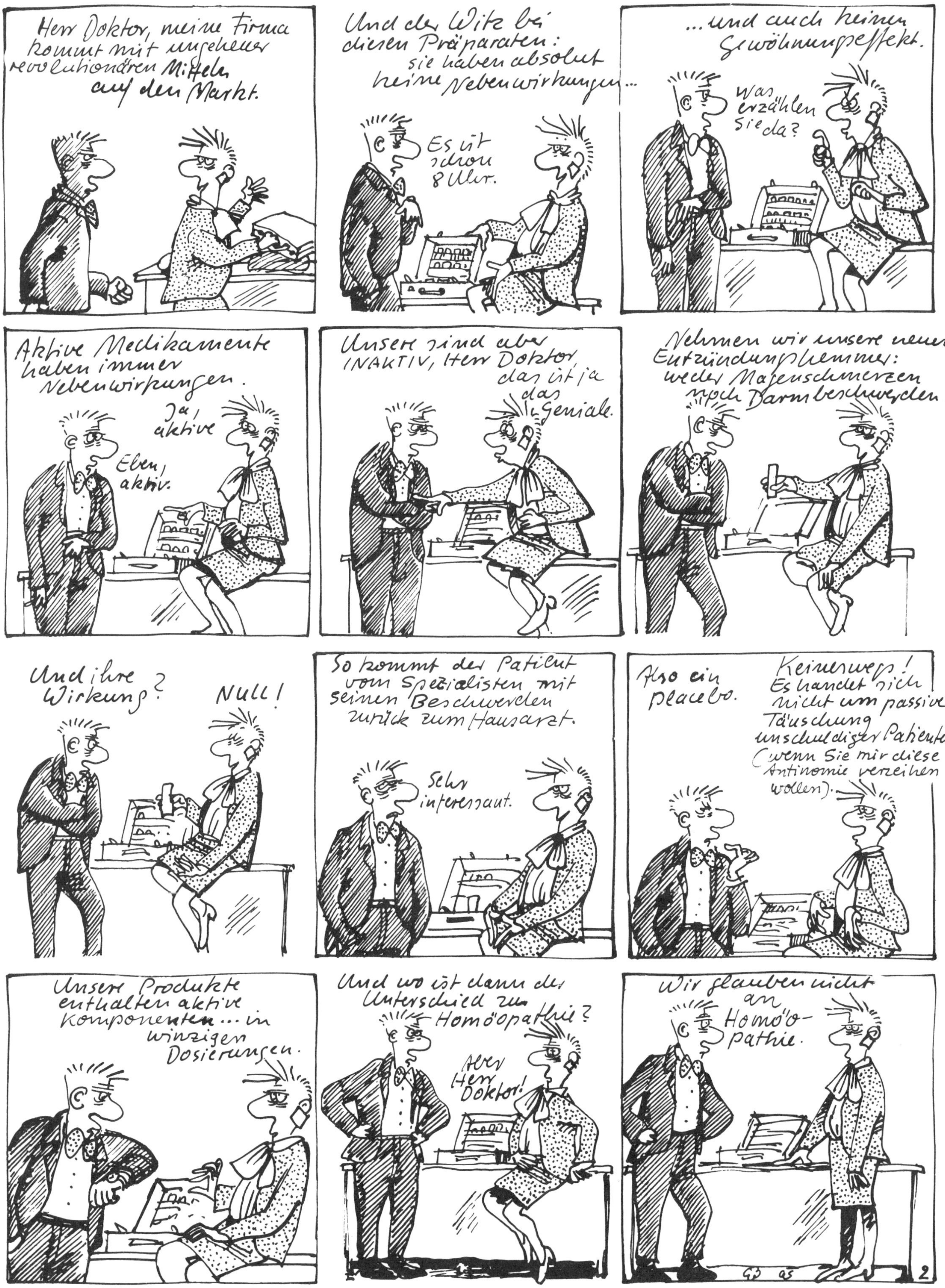
Herr Doktor, meine Firma kommt mit ungeheuer revolutionären Mitteln auf den Markt.
Und der Witz bei diesen Präparaten: sie haben absolut keine Nebenwirkungen...
Es ist schon 8 Uhr.
...und auch keinen Gewöhnungseffekt.
Was erzählen Sie da?
Aktive Medikamente haben immer Nebenwirkungen.
Ja, aktive
Eben, aktiv.
Unsere sind aber INAKTIV, Herr Doktor, das ist ja das Geniale.
Nehmen wir unsere neuen Entzündungshemmer: weder Magenschmerzen noch Darmbeschwerden.
Und ihre Wirkung?
NULL!
So kommt der Patient vom Spezialisten mit seinen Beschwerden zurück zum Hausarzt.
Sehr interessant.
Also ein Placebo.
Keineswegs! Es handelt sich nicht um passive Täuschung unschuldiger Patienten (wenn Sie mir diese Antinomie verzeihen wollen).
Unsere Produkte enthalten aktive Komponenten... in winzigen Dosierungen.
Und wo ist dann der Unterschied zur Homöopathie?
Aber Herr Doktor!
Wir glauben nicht an Homöopathie.
2

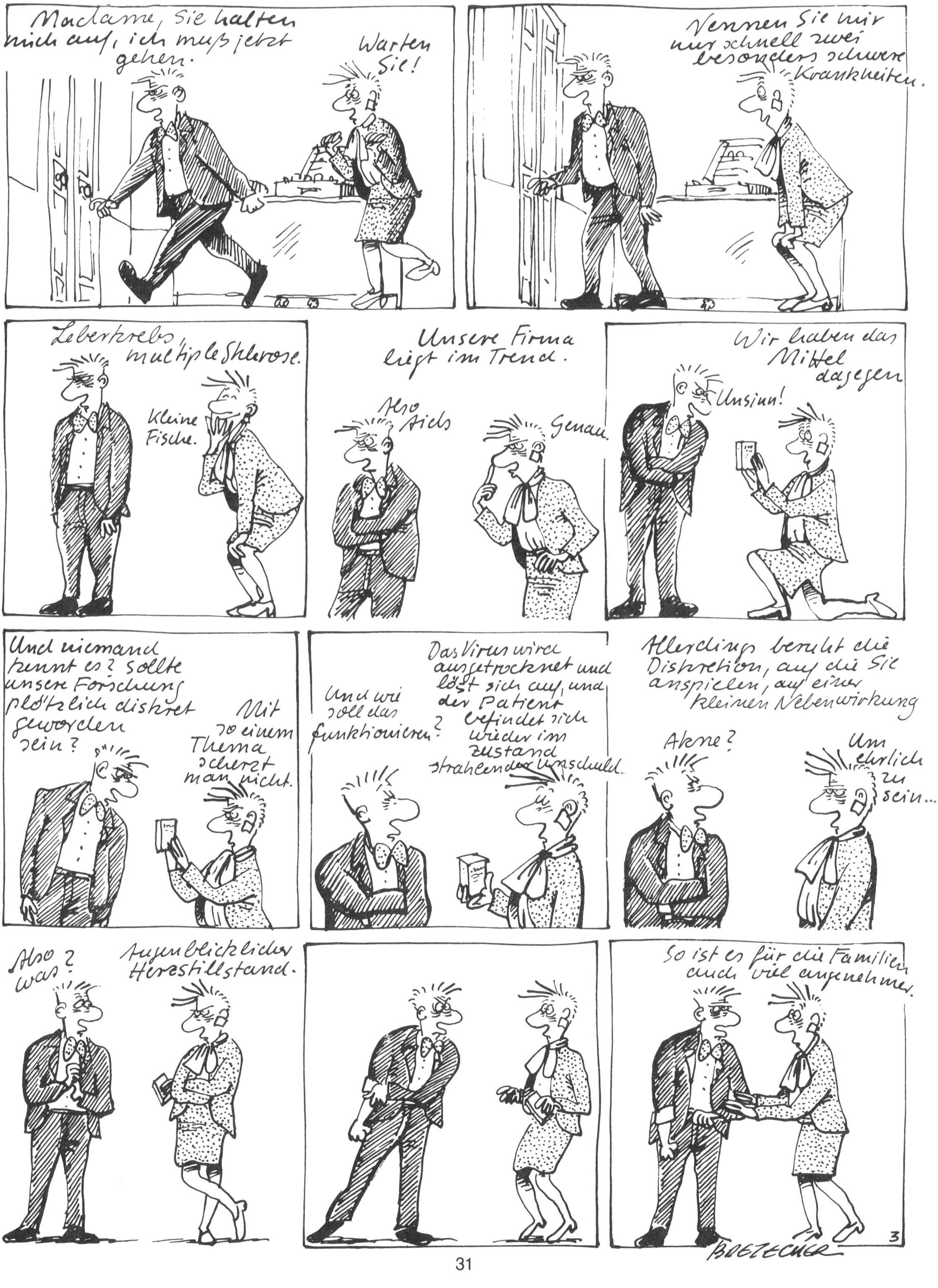

Madame, Sie halten mich auf, ich muß jetzt gehen.
Warten Sie!
Nennen Sie mir nur schnell zwei besonders schwere Krankheiten.
Leberkrebs, multiple Sklerose.
Kleine Fische.
Unsere Firma liegt im Trend.
Also Aids
Genau.
Wir haben das Mittel dagegen
Unsinn!
Und niemand kennt es? Sollte unsere Forschung plötzlich diskret geworden sein?
Mit so einem Thema scherzt man nicht.
Und wie soll das funktionieren?
Das Virus wird ausgetrocknet und löst sich auf, und der Patient befindet sich wieder im Zustand strahlender Unschuld.
Allerdings beruht die Diskretion, auf die Sie anspielen, auf einer kleinen Nebenwirkung
Akne?
Um ehrlich zu sein...
Also? was?
Augenblicklicher Herzstillstand.
So ist es für die Familien auch viel angenehmer.
3
BRETECHER

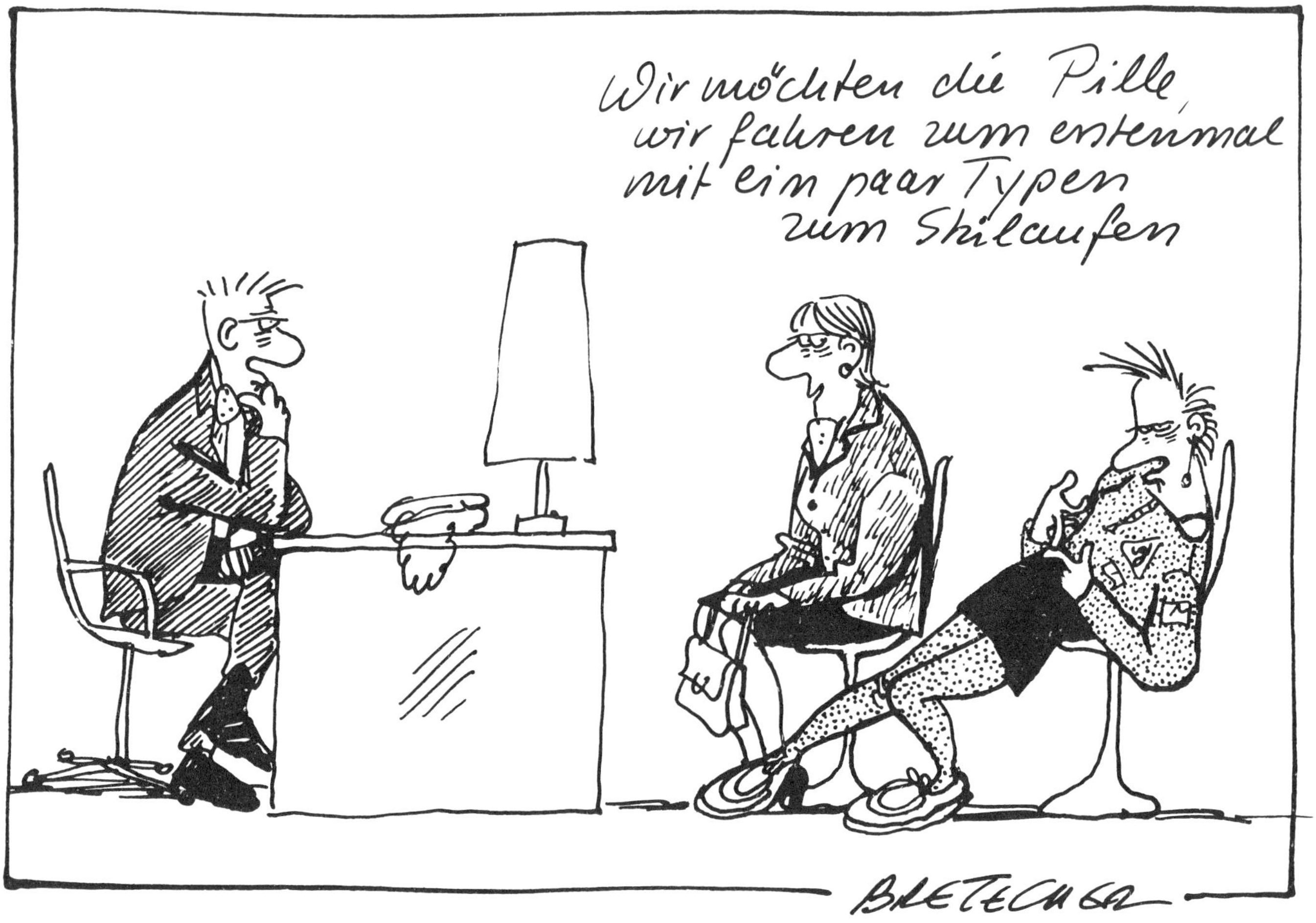
Wir möchten die Pille, wir fahren zum erstenmal mit ein paar Typen zum Skilaufen
BRETECHER

TROMPE-L'OEIL

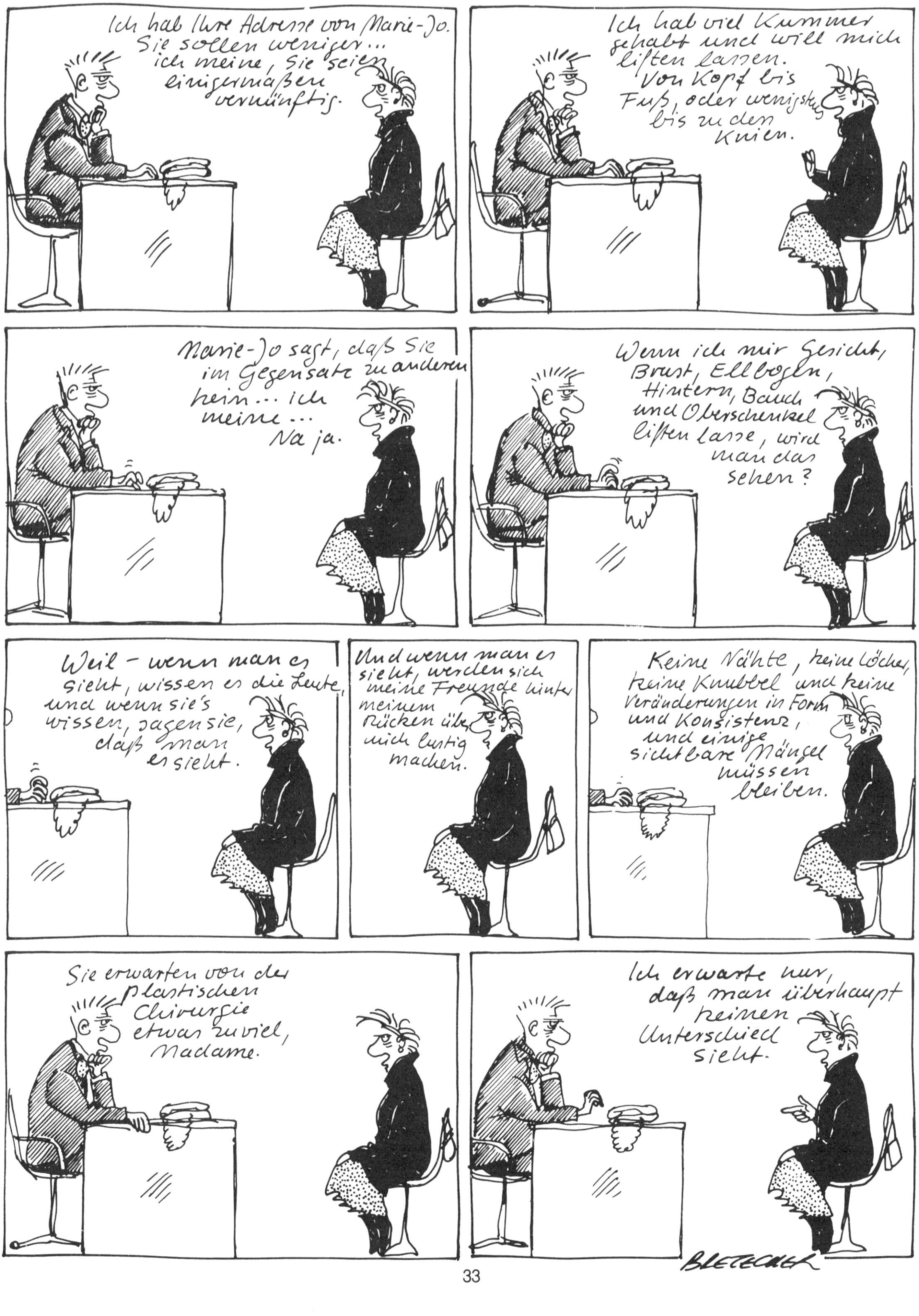
Ich hab Ihre Adresse von Marie-Jo. Sie sollen weniger... ich meine, Sie seien einigermaßen vernünftig.
Ich hab viel Kummer gehabt und will mich liften lassen. Von Kopf bis Fuß, oder wenigstens bis zu den Knien.
Marie-Jo sagt, daß Sie im Gegensatz zu anderen kein... ich meine... Na ja.
Wenn ich mir Gesicht, Brust, Ellbogen, Hintern, Bauch und Oberschenkel liften lasse, wird man das sehen?
Weil – wenn man es sieht, wissen es die Leute, und wenn sie's wissen, sagen sie, daß man es sieht.
Und wenn man es sieht, werden sich meine Freunde hinter meinem Rücken über mich lustig machen.
Keine Nähte, keine Löcher, keine Knubbel und keine Veränderungen in Form und Konsistenz, und einige sichtbare Mängel müssen bleiben.
Sie erwarten von der plastischen Chirurgie etwas zuviel, Madame.
Ich erwarte nur, daß man überhaupt keinen Unterschied sieht.
BRETECHER

HERR UND HUND

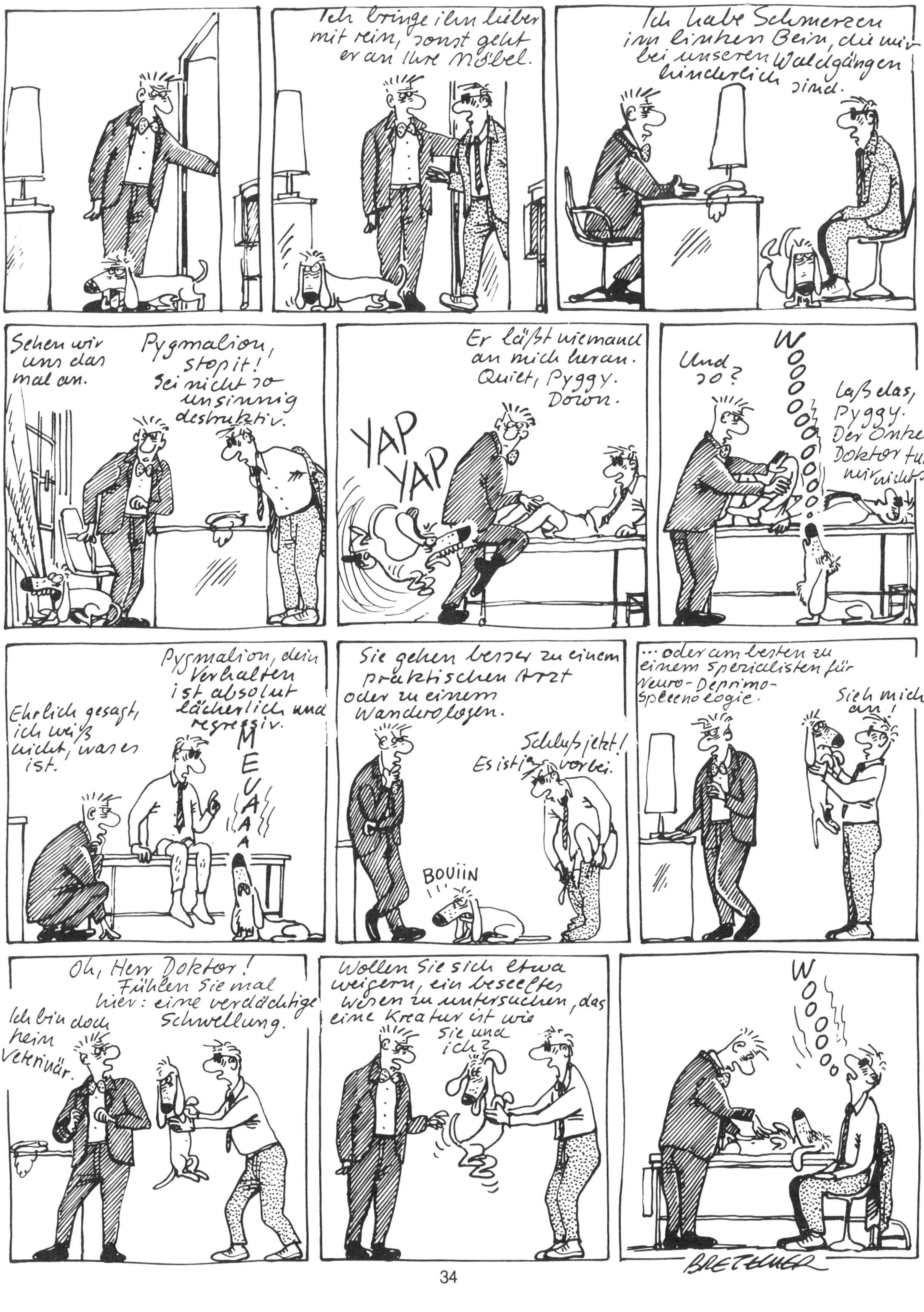

Ich bringe ihn lieber mit rein, sonst geht er an Ihre Möbel.
Ich habe Schmerzen im linken Bein, die mir bei unseren Waldgängen hinderlich sind.
Sehen wir uns das mal an.
Pygmalion, stop it! Sei nicht so unsinnig destruktiv.
Er läßt niemand an mich heran. Quiet, Pyggy. Down.
YAP YAP
Und so?
WOOOOOOOOOO
Laß das, Pyggy. Der Onkel Doktor tut mir nichts.
Ehrlich gesagt, ich weiß nicht, was es ist.
Pygmalion, dein Verhalten ist absolut lächerlich und regressiv.
MEUAAAA
Sie gehen besser zu einem praktischen Arzt oder zu einem Wanderologen.
Schluß jetzt! Es ist ja vorbei.
BOUIIN
...oder am besten zu einem Spezialisten für Neuro-Deprimo-Spleenologie.
Sieh mich an!
Oh, Herr Doktor! Fühlen Sie mal hier: eine verdächtige Schwellung.
Ich bin doch kein Veterinär.
Wollen Sie sich etwa weigern, ein beseeltes Wesen zu untersuchen, das eine Kreatur ist wie Sie und ich?
WOOOOOO
BRETÉCHER

GUTER RAT...

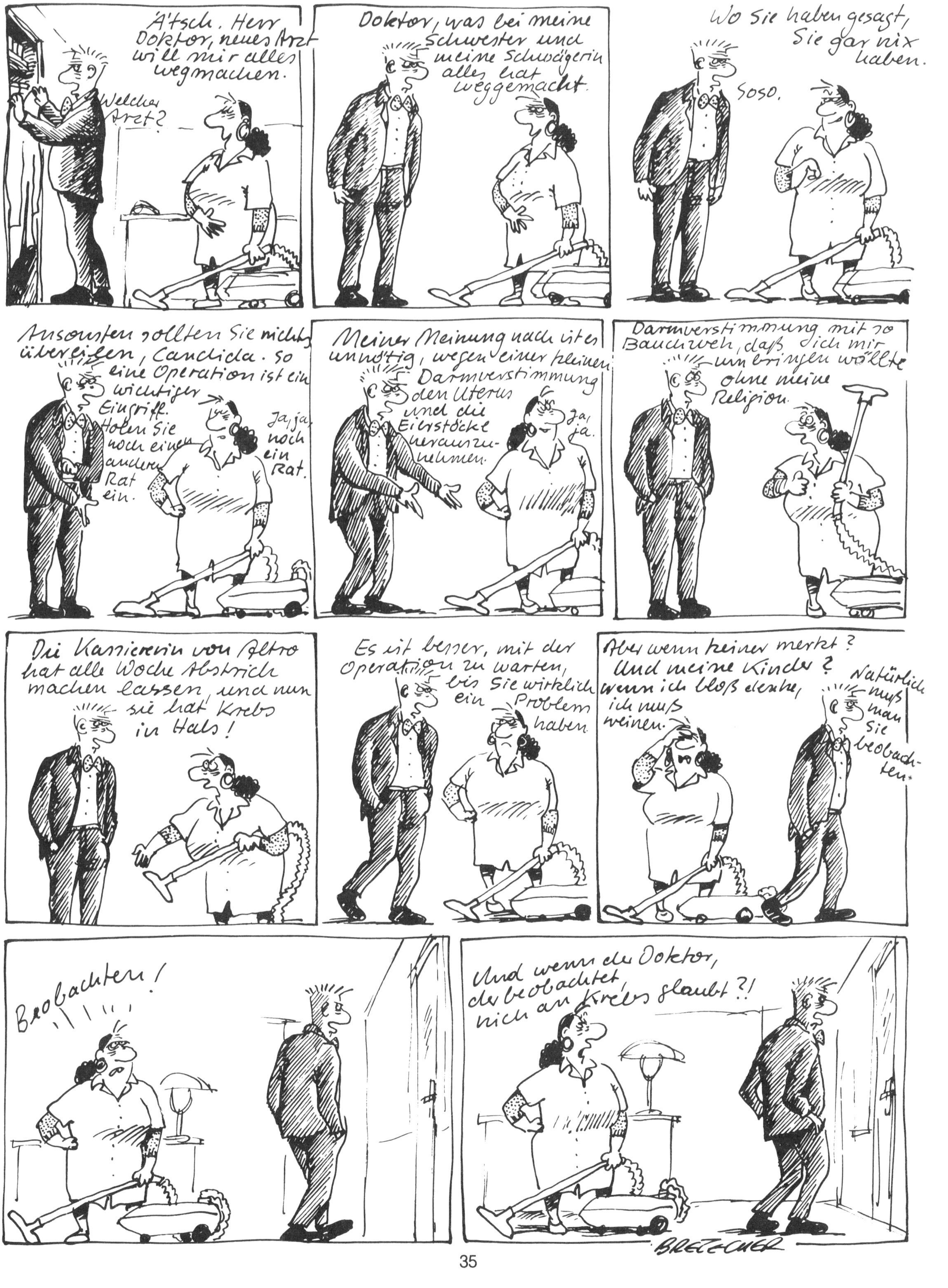
Ätsch. Herr Doktor, neues Arzt will mir alles wegmachen.
Welcher Arzt?
Doktor, was bei meine Schwester und meine Schwägerin alles hat weggemacht.
Wo sie haben gesagt, Sie gar nix haben.
Soso.
Ansonsten sollten Sie nichts übereilen, Candida. So eine Operation ist ein wichtiger Eingriff. Holen Sie noch einen anderen Rat ein.
Ja, ja, noch ein Rat.
Meiner Meinung nach ist es unnötig, wegen einer kleinen Darmverstimmung den Uterus und die Eierstöcke herauszunehmen.
Ja, ja.
Darmverstimmung mit so Bauchweh, daß ich mir umbringen wollte ohne meine Religion.
Die Kassiererin von Altro hat alle Woche Abstrich machen lassen, und nun sie hat Krebs in Hals!
Es ist besser, mit der Operation zu warten, bis Sie wirklich ein Problem haben.
Aber wenn keiner merkt? Und meine Kinder? Wenn ich bloß denke, ich muß weinen.
Natürlich muß man Sie beobachten.
Beobachten!
Und wenn der Doktor, der beobachtet, nich an Krebs glaubt?!
BRETECHER

...UND KEINE FOLGEN

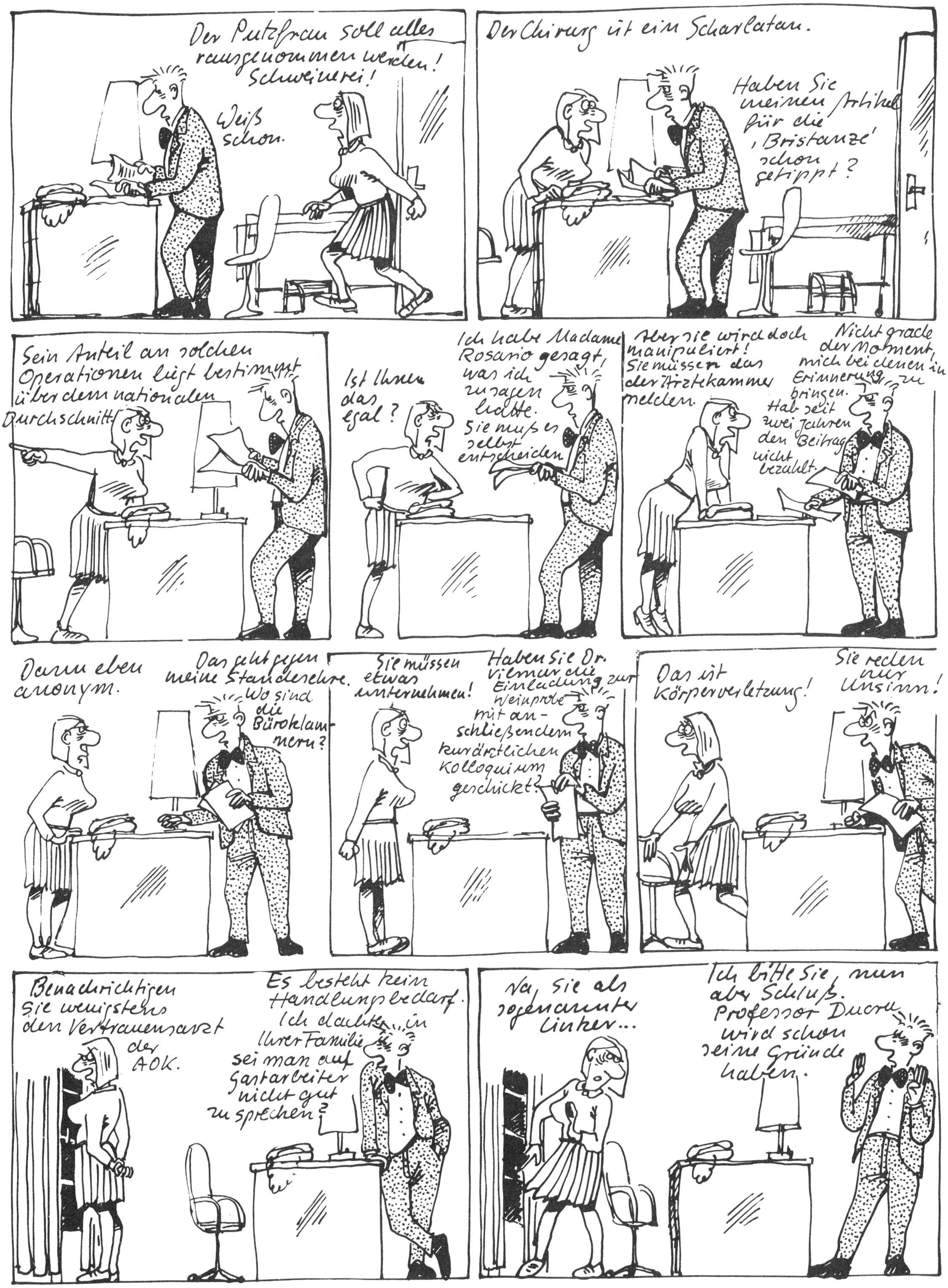

Der Putzfrau soll alles rausgenommen werden! Schweinerei!
Weiß schon.
Der Chirurg ist ein Scharlatan.
Haben Sie meinen Artikel für die 'Bristanze' schon getippt?
Sein Anteil an solchen Operationen liegt bestimmt über dem nationalen Durchschnitt.
Ist Ihnen das egal?
Ich habe Madame Rosario gesagt, was ich zu sagen hatte. Sie muss es selbst entscheiden.
Aber sie wird doch manipuliert! Sie müssen das der Ärztekammer melden.
Nicht gerade der Moment, mich bei denen in Erinnerung zu bringen. Hab seit zwei Jahren den Beitrag nicht bezahlt.
Dann eben anonym.
Das geht gegen meine Standesehre. Wo sind die Büroklammern?
Sie müssen etwas unternehmen!
Haben Sie Dr. Vilmar die Einladung zur Weinprobe mit anschließendem kurärztlichen Kolloquium geschickt?
Das ist Körperverletzung!
Sie reden nur Unsinn!
Benachrichtigen Sie wenigstens den Vertrauensarzt der AOK.
Es besteht kein Handlungsbedarf. Ich dachte, in Ihrer Familie sei man auf Gastarbeiter nicht gut zu sprechen?
Na, Sie als sogenannter Linker...
Ich bitte Sie, nun aber Schluß. Professor Ducru wird schon seine Gründe haben.

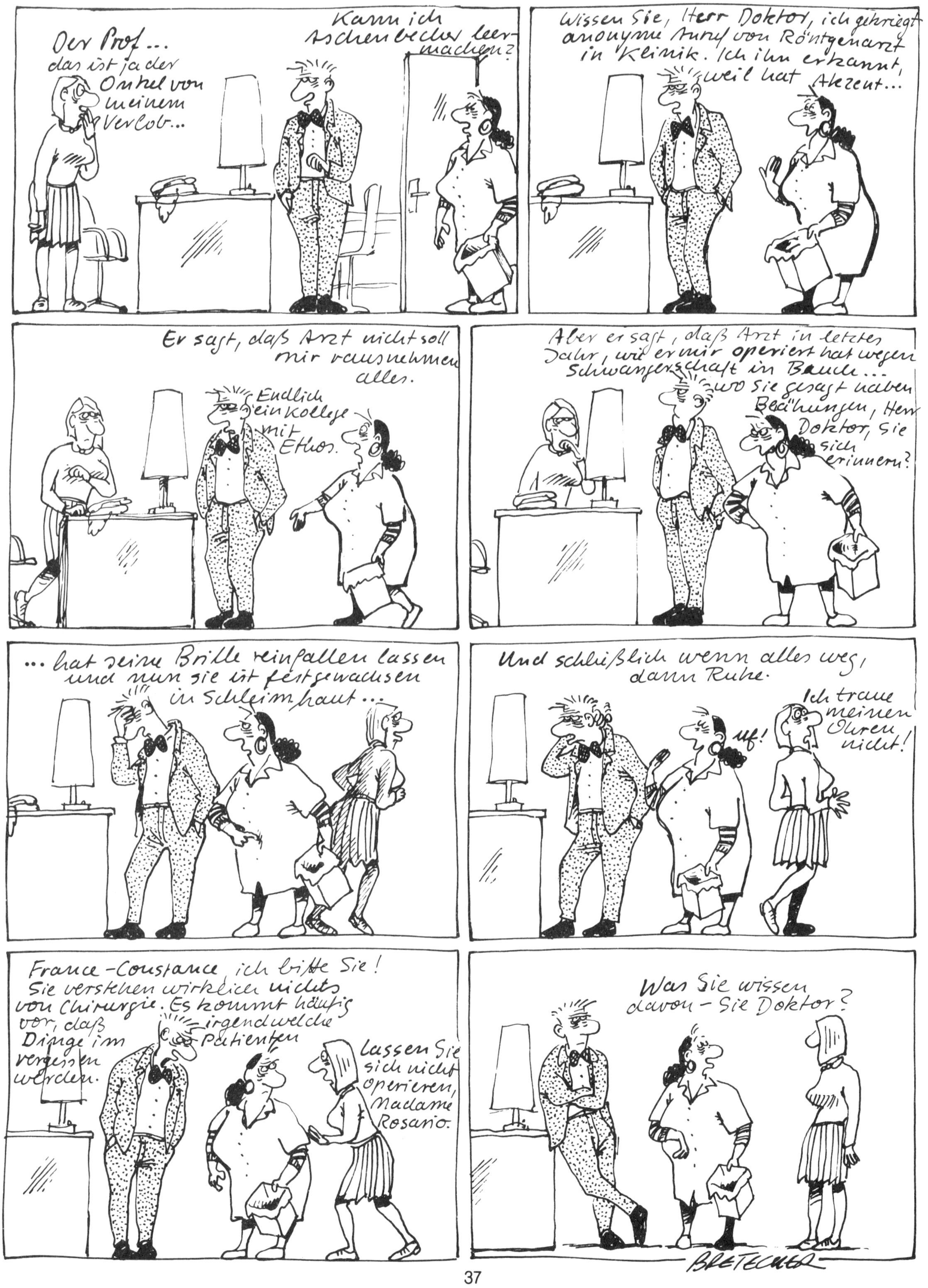
Der Prof... das ist ja der Onkel von meinem Verlob...
Kann ich Aschenbecher leer machen?
Wissen Sie, Herr Doktor, ich gekriegt anonyme Anruf von Röntgenarzt in Klinik. Ich ihn erkannt, weil hat Akzent...
Er sagt, daß Arzt nicht soll mir rausnehmen alles.
Endlich ein Kollege mit Ethos.
Aber er sagt, daß Arzt in letztes Jahr, wie er mir operiert hat wegen Schwangerschaft in Bauch... wo Sie gesagt haben Blähungen, Herr Doktor, Sie sich erinnern?
... hat seine Brille reinfallen lassen und nun sie ist festgewachsen in Schleimhaut...
Und schließlich wenn alles weg, dann Ruhe.
uf!
Ich traue meinen Ohren nicht!
France-Constance ich bitte Sie! Sie verstehen wirklich nichts von Chirurgie. Es kommt häufig vor, daß irgendwelche Dinge im Patienten vergessen werden.
Lassen Sie sich nicht operieren, Madame Rosario.
Was Sie wissen davon - Sie Doktor?
BRETECHER

SPEISEKARTENLYRIK

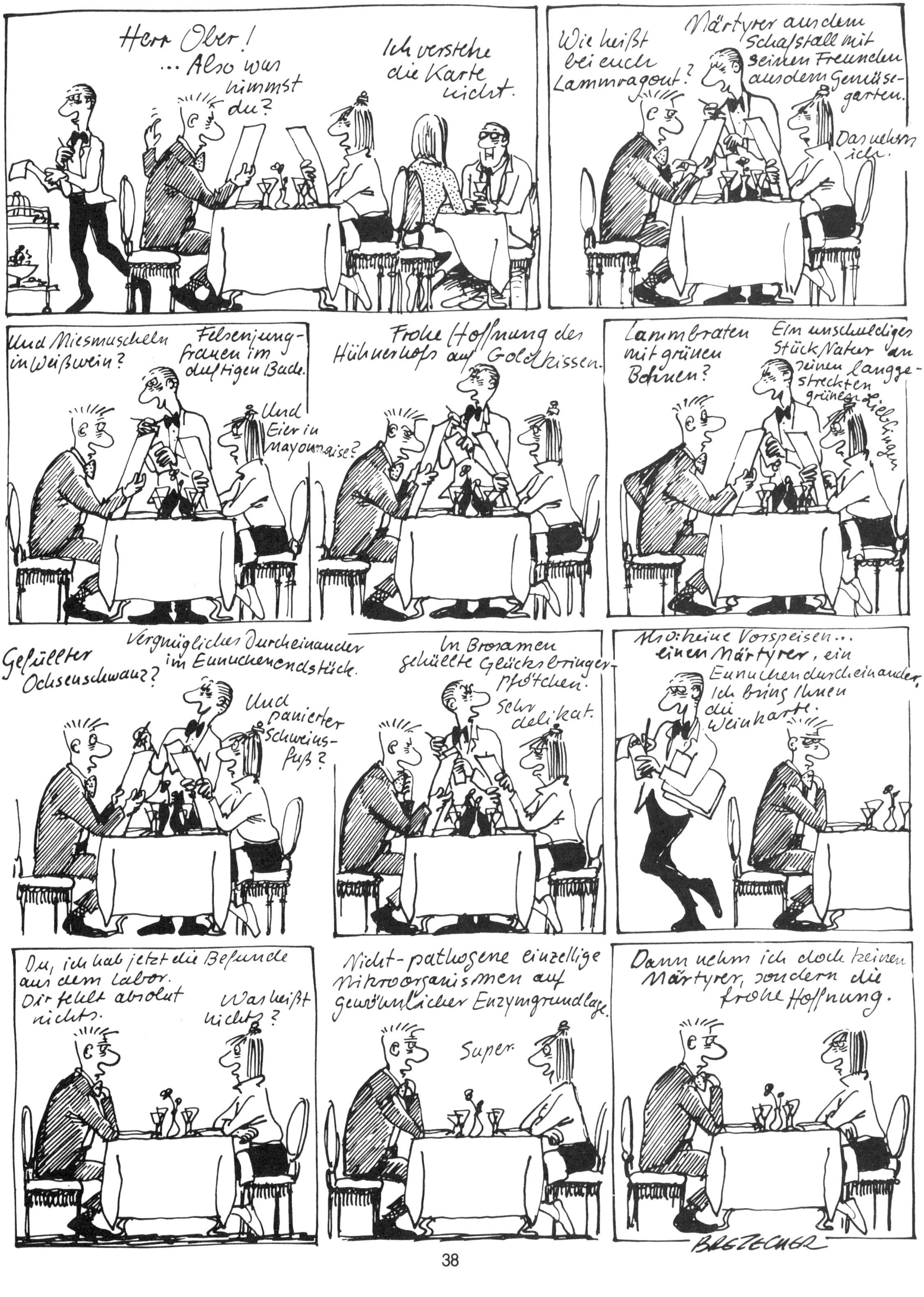
Herr Ober!
... Also was nimmst du?
Ich verstehe die Karte nicht.
Wie heißt bei euch Lammragout?
Märtyrer aus dem Schafstall mit seinen Freunden aus dem Gemüsegarten.
Das nehm ich.
Und Miesmuscheln in Weißwein?
Felsenjungfrauen im duftigen Bade.
Und Eier in Mayonnaise?
Frohe Hoffnung des Hühnerhofs auf Goldkissen.
Lammbraten mit grünen Bohnen?
Ein unschuldiges Stück Natur an seinen langgestreckten grünen Lieblingen.
Gefüllter Ochsenschwanz?
Vergnügliches Durcheinander im Eunuchenendstück.
Und panierter Schweinsfuß?
In Brosamen gehüllte Glücksbringerpfötchen.
Sehr delikat.
Also: keine Vorspeisen... einen Märtyrer, ein Eunuchendurcheinander. Ich bring Ihnen die Weinkarte.
Du, ich hab jetzt die Befunde aus dem Labor. Dir fehlt absolut nichts.
Was heißt nichts?
Nicht-pathogene einzellige Mikroorganismen auf gewöhnlicher Enzymgrundlage.
Super.
Dann nehm ich doch keinen Märtyrer, sondern die Frohe Hoffnung.
BRETECHER

EINE FRAGE DER HALTUNG

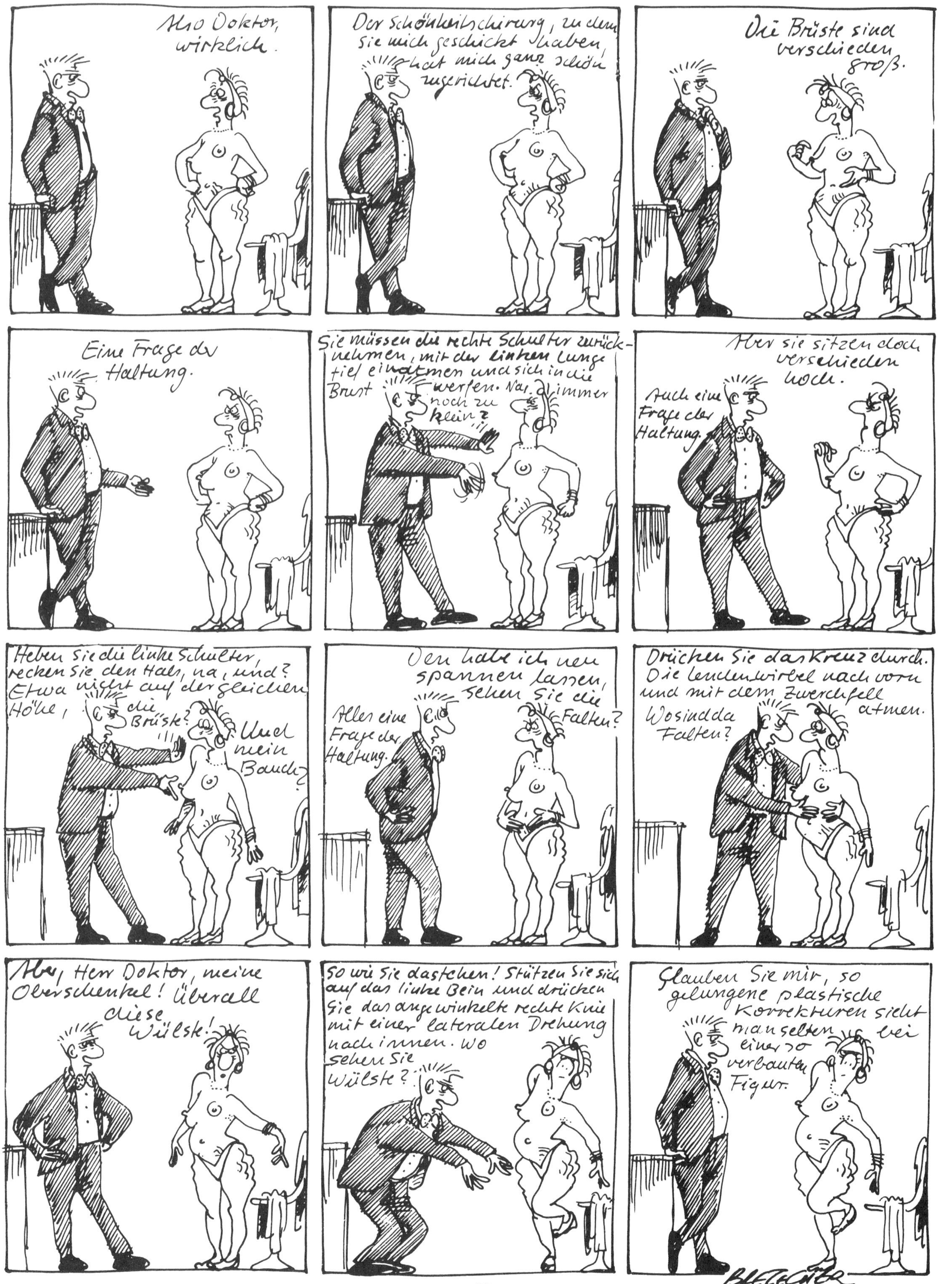

Also Doktor, wirklich.
Der Schönheitschirurg, zu dem Sie mich geschickt haben, hat mich ganz schön zugerichtet.
Die Brüste sind verschieden groß.
Eine Frage der Haltung.
Sie müssen die rechte Schulter zurücknehmen, mit der linken Lunge tief einatmen und sich in die Brust werfen. Na, immer noch zu klein?
Aber sie sitzen doch verschieden hoch.
Auch eine Frage der Haltung.
Heben Sie die linke Schulter, recken Sie den Hals, na, und? Etwa nicht auf der gleichen Höhe, die Brüste?
Und mein Bauch?
Den habe ich neu spannen lassen, sehen Sie die Falten?
Alles eine Frage der Haltung.
Drücken Sie das Kreuz durch. Die Lendenwirbel nach vorn und mit dem Zwerchfell atmen.
Wosindda Falten?
Aber, Herr Doktor, meine Oberschenkel! Überall diese Wülste!
So wie Sie dastehen! Stützen Sie sich auf das linke Bein und drücken Sie das angewinkelte rechte Knie mit einer lateralen Drehung nach innen. Wo sehen Sie Wülste?
Glauben Sie mir, so gelungene plastische Korrekturen sieht man selten bei einer so verbauten Figur.

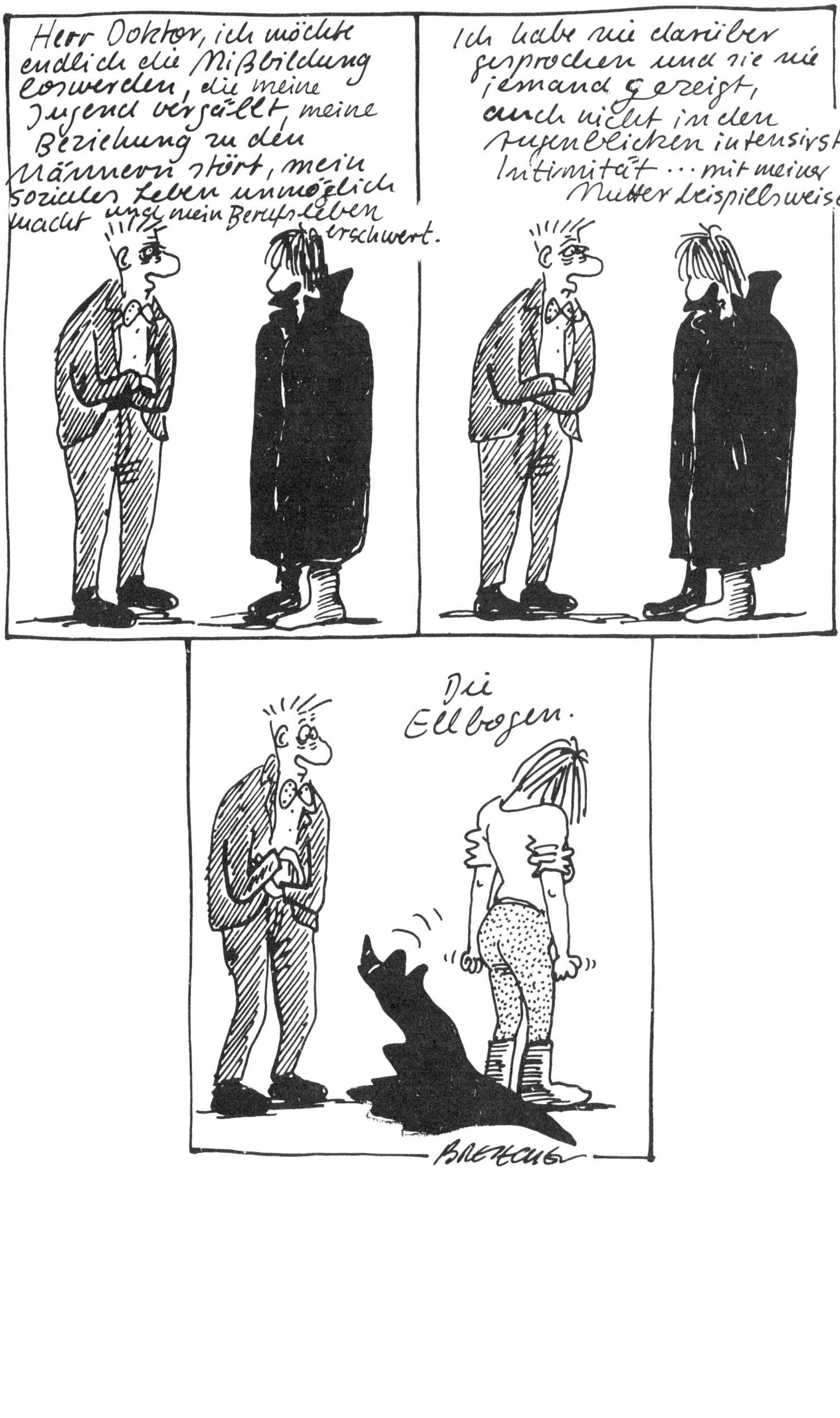
Herr Doktor, ich möchte endlich die Mißbildung loswerden, die meine Jugend vergällt, meine Beziehung zu den Männern stört, mein soziales Leben unmöglich macht und mein Berufsleben erschwert.
Ich habe nie darüber gesprochen und sie nie jemand gezeigt, auch nicht in den Augenblicken intensivster Intimität ... mit meiner Mutter beispielsweise.
Die Ellbogen.
BRETECHER

DAS SPINNE-DECKE-SYNDROM

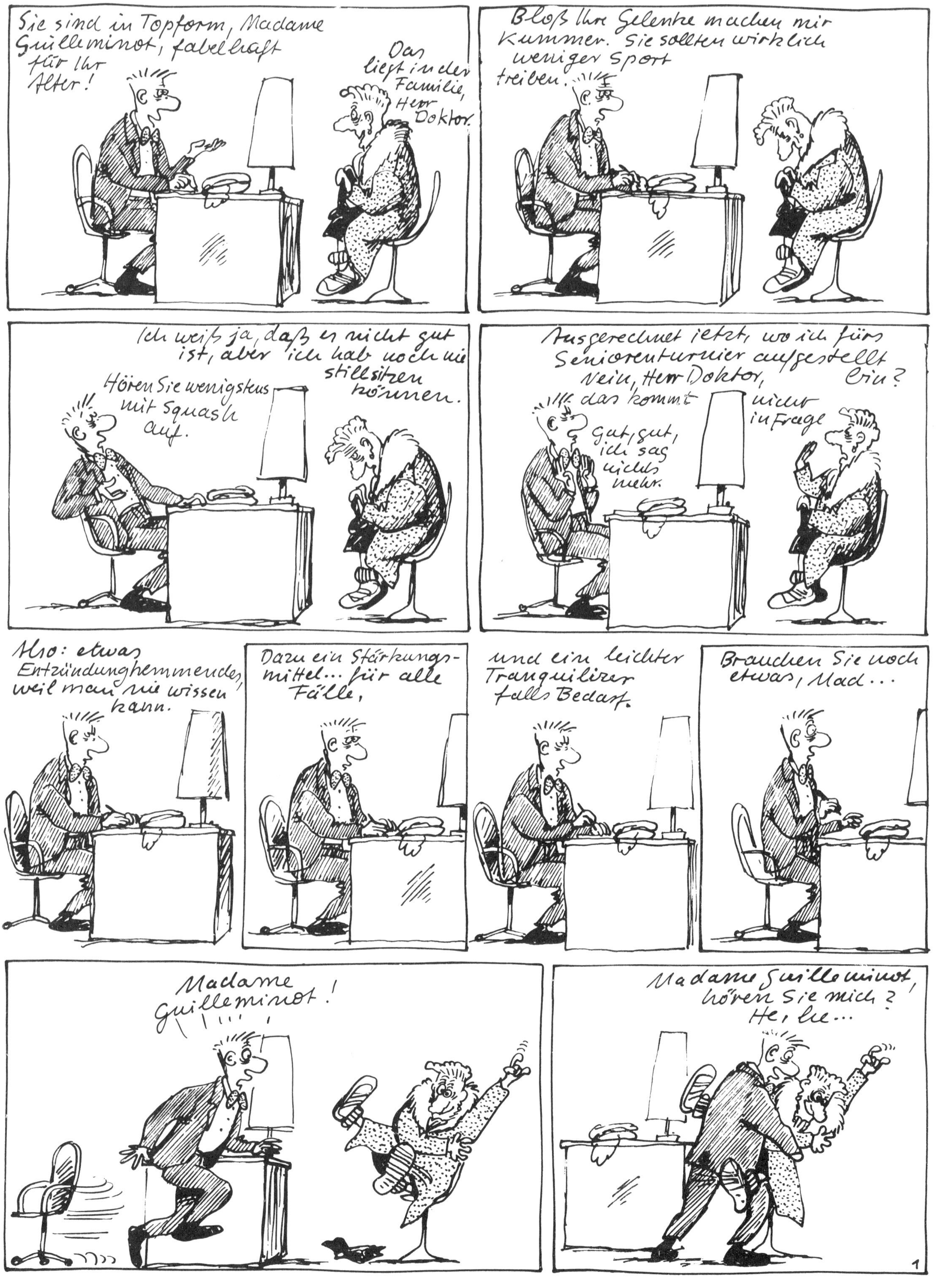

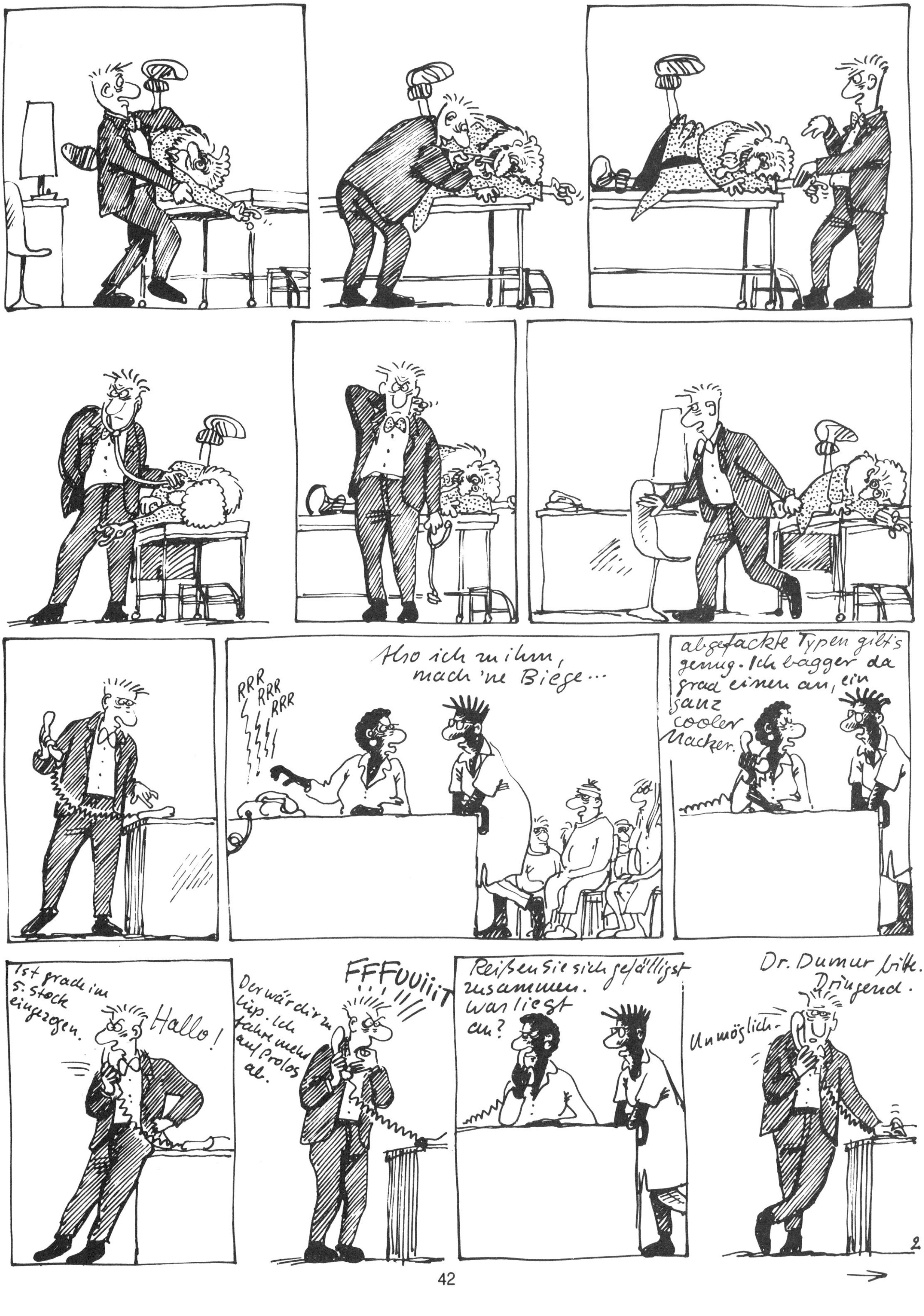
RRR RRR RRR
Also ich zu ihm, mach 'ne Biege...
abgefackte Typen gibt's genug. Ich bagger da grad einen an, ein ganz cooler Macker.
Ist grade im 5. Stock eingezogen.
Hallo!
FFFUUiiiT
Der wär dir zu hip. Ich fahre mehr auf Prolos ab.
Reißen Sie sich gefälligst zusammen. Was liegt an?
Dr. Dumur bitte. Dringend.
Unmöglich.
2

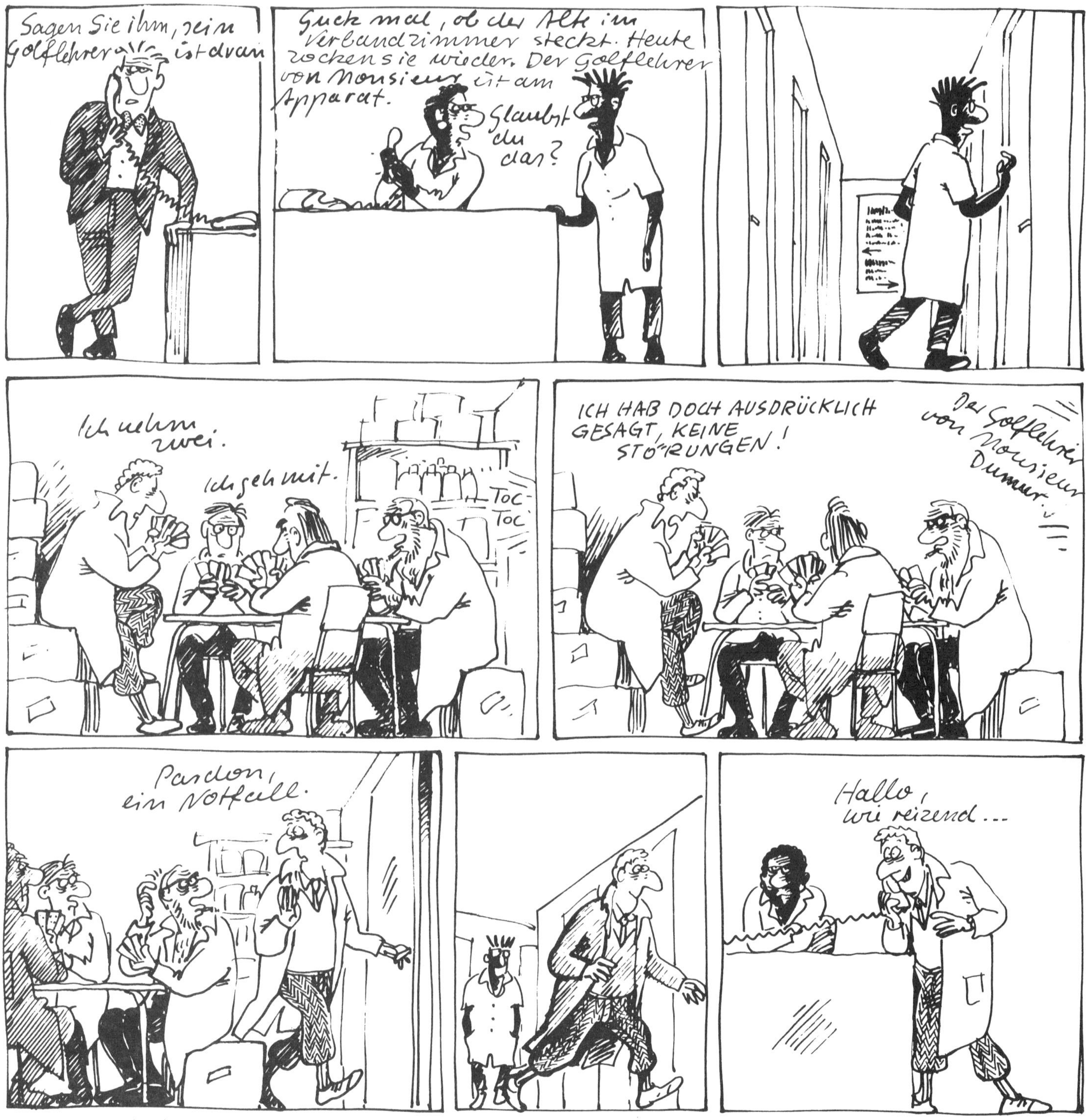
Sagen Sie ihm, sein Golflehrer ist dran
Guck mal, ob der Alte im Verbandzimmer steckt. Heute zocken sie wieder. Der Golflehrer von Monsieur ist am Apparat.
Glaubst du das?
Ich nehm zwei.
Ich geh mit.
Toc Toc
ICH HAB DOCH AUSDRÜCKLICH GESAGT, KEINE STÖRUNGEN!
Der Golflehrer von Monsieur Dumur...
Pardon, ein Notfall.
Hallo, wie reizend...
Na hör mal! Wo ich grad full house hatte.
Verzeih, es ist dringend. Wie sieht ein Spinne-Decke-Syndrom genau aus?
Da brauchst du nur meine Habilitationsschrift und meine in zwölf Sprachen übersetzten unzähligen Artikel zu lesen.
Ach ja, dringend. Also grob gesagt: konfus-stuporöse Anfälle mit katatonischen Lähmungserscheinungen, zeitweilig unterbrochen von polymorphen, vorwiegend histrionisch gefärbten irren Schüben...
3

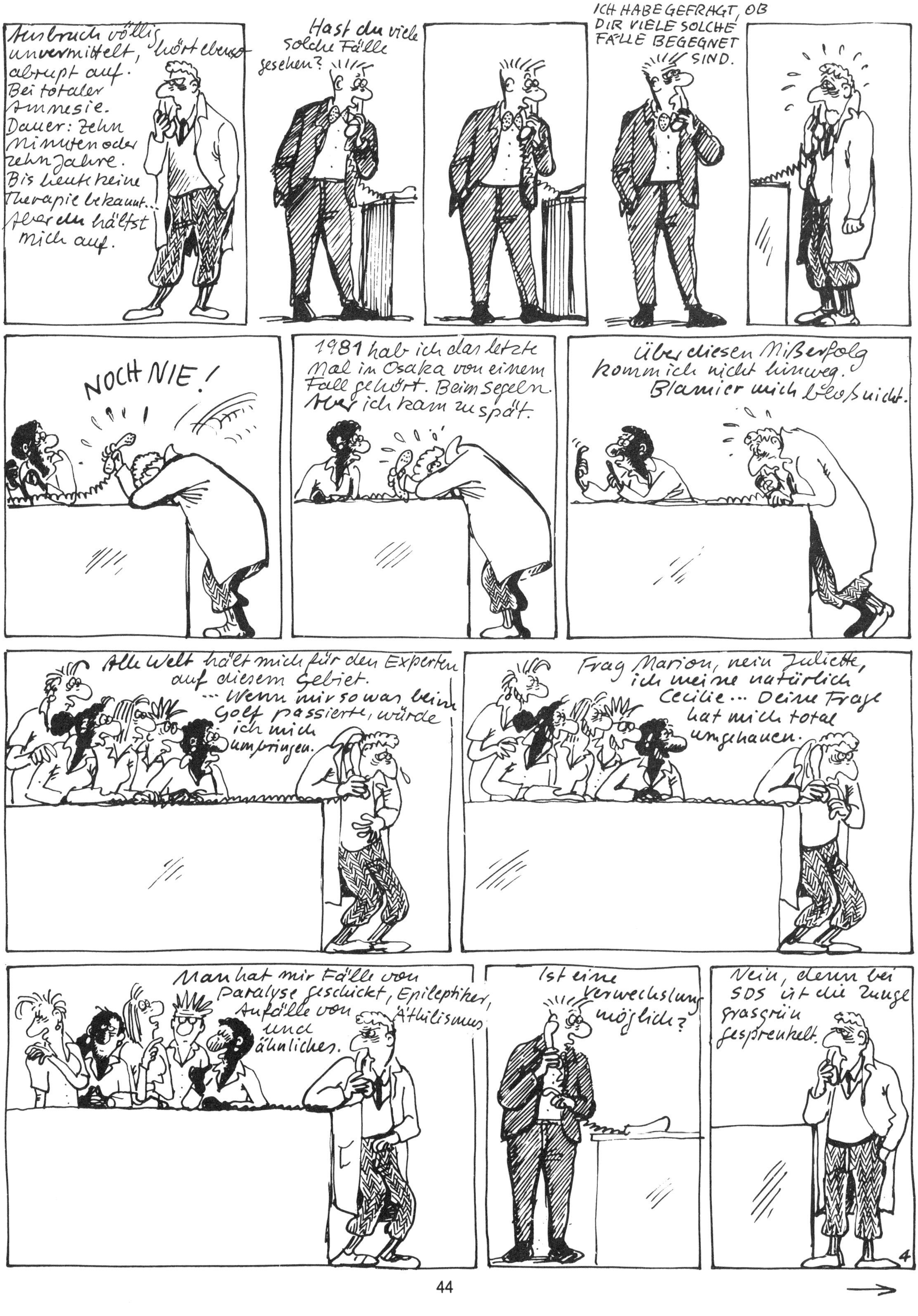
Ausbruch völlig unvermittelt, hört ebenso abrupt auf. Bei totaler Amnesie. Dauer: Zehn Minuten oder zehn Jahre. Bis heute keine Therapie bekannt... Aber du hälfst mich auf.
Hast du viele solche Fälle gesehen?
ICH HABE GEFRAGT, OB DIR VIELE SOLCHE FÄLLE BEGEGNET SIND.
NOCH NIE!
1981 hab ich das letzte Mal in Osaka von einem Fall gehört. Beim Segeln. Aber ich kam zu spät.
Über diesen Mißerfolg komm ich nicht hinweg. Blamier mich bloß nicht.
Alle Welt hält mich für den Experten auf diesem Gebiet. ... Wenn mir so was beim Golf passierte, würde ich mich umbringen.
Frag Marion, nein Juliette, ich meine natürlich Cecilie... Deine Frage hat mich total umgehauen.
Man hat mir Fälle von Paralyse geschickt, Epileptiker, Anfälle von Äthilismus und ähnliches.
Ist eine Verwechslung möglich?
Nein, denn bei SDS ist die Zunge grasgrün gesprenkelt.
4

→

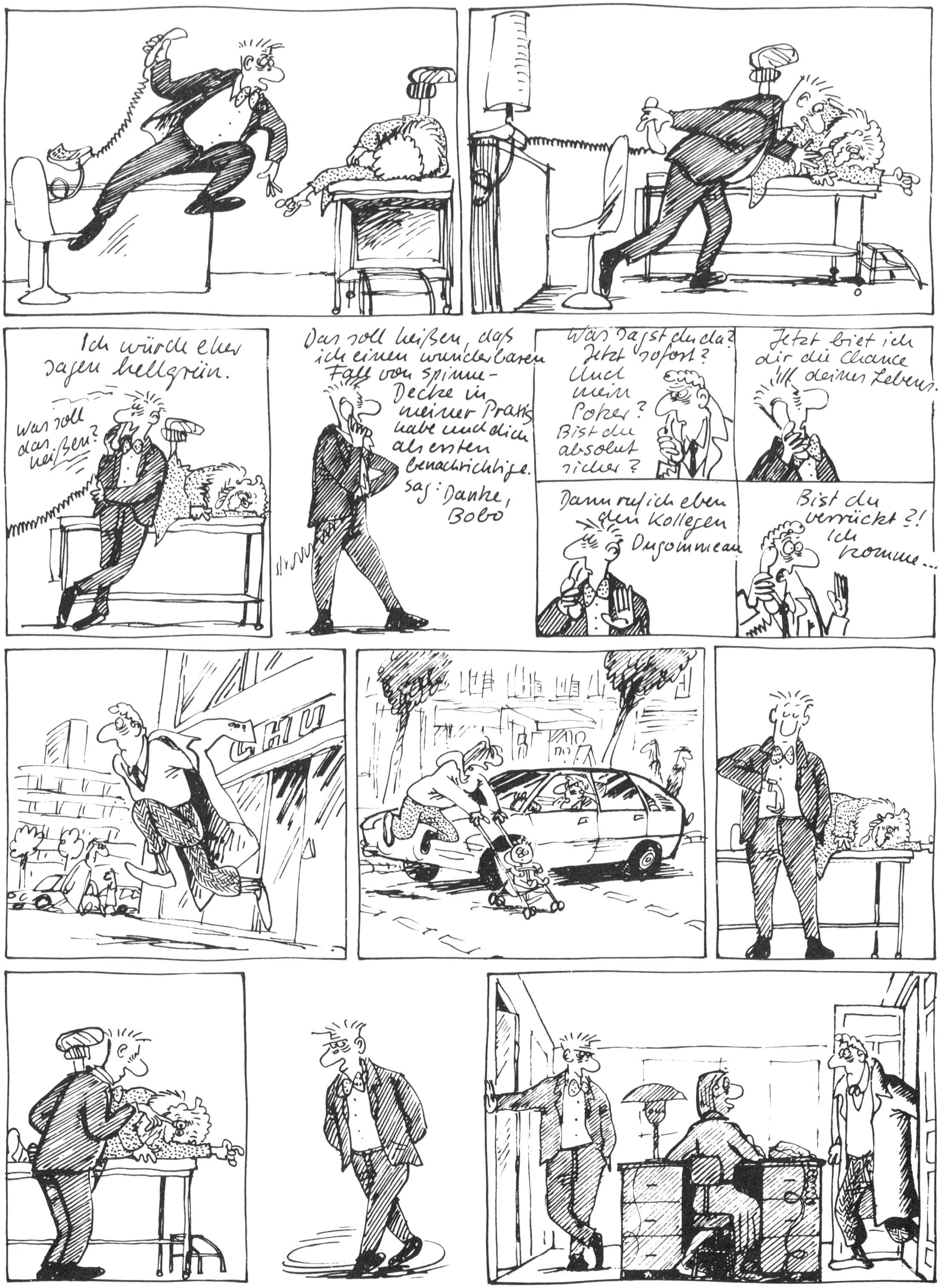
Ich würde eher sagen hellgrün.
Was soll das heißen?
Das soll heißen, daß ich einen wunderbaren Fall von Spinne-Decke in meiner Praxis habe und dich als ersten benachrichtige. Sag: Danke, Bobo
Was sagst du da? Jetzt sofort? Und mein Poker? Bist du absolut sicher?
Jetzt biet ich dir die Chance deines Lebens...
Dann ruf ich eben den Kollegen Dugommeau
Bist du verrückt?! Ich komme...
CHU

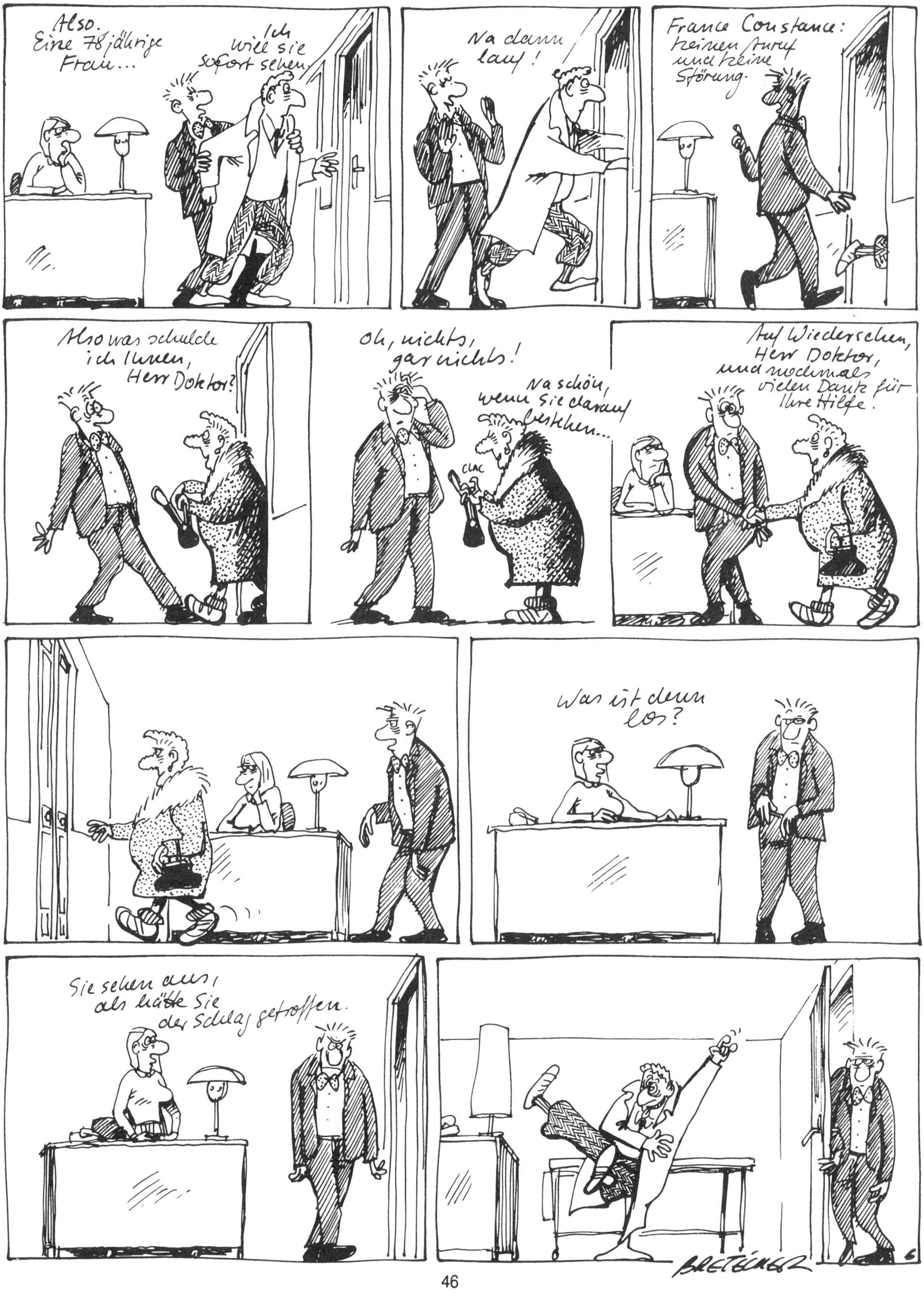
Also. Eine 78jährige Frau...
Ich will sie sofort sehen.
Na dann lauf!
France Constance: keinen Anruf und keine Störung.
Also was schulde ich Ihnen, Herr Doktor?
Oh, nichts, gar nichts!
Na schön, wenn Sie darauf bestehen...
CLAC
Auf Wiedersehen, Herr Doktor, und nochmals vielen Dank für Ihre Hilfe.
Was ist denn los?
Sie sehen aus, als hätte Sie der Schlag getroffen.
BRETÉCHER

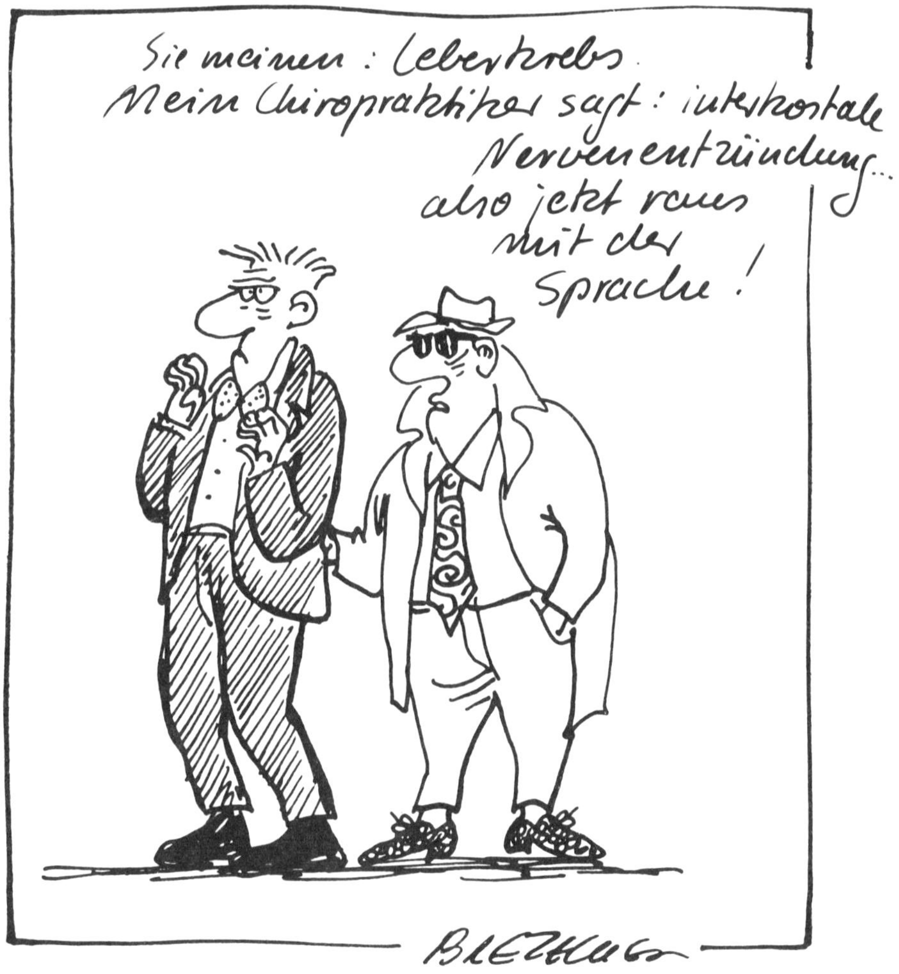
Sie meinen: Leberkrebs.
Mein Chiropraktiker sagt: interkostale Nervenentzündung...
also jetzt raus mit der Sprache!

TAUSCHGESCHÄFT

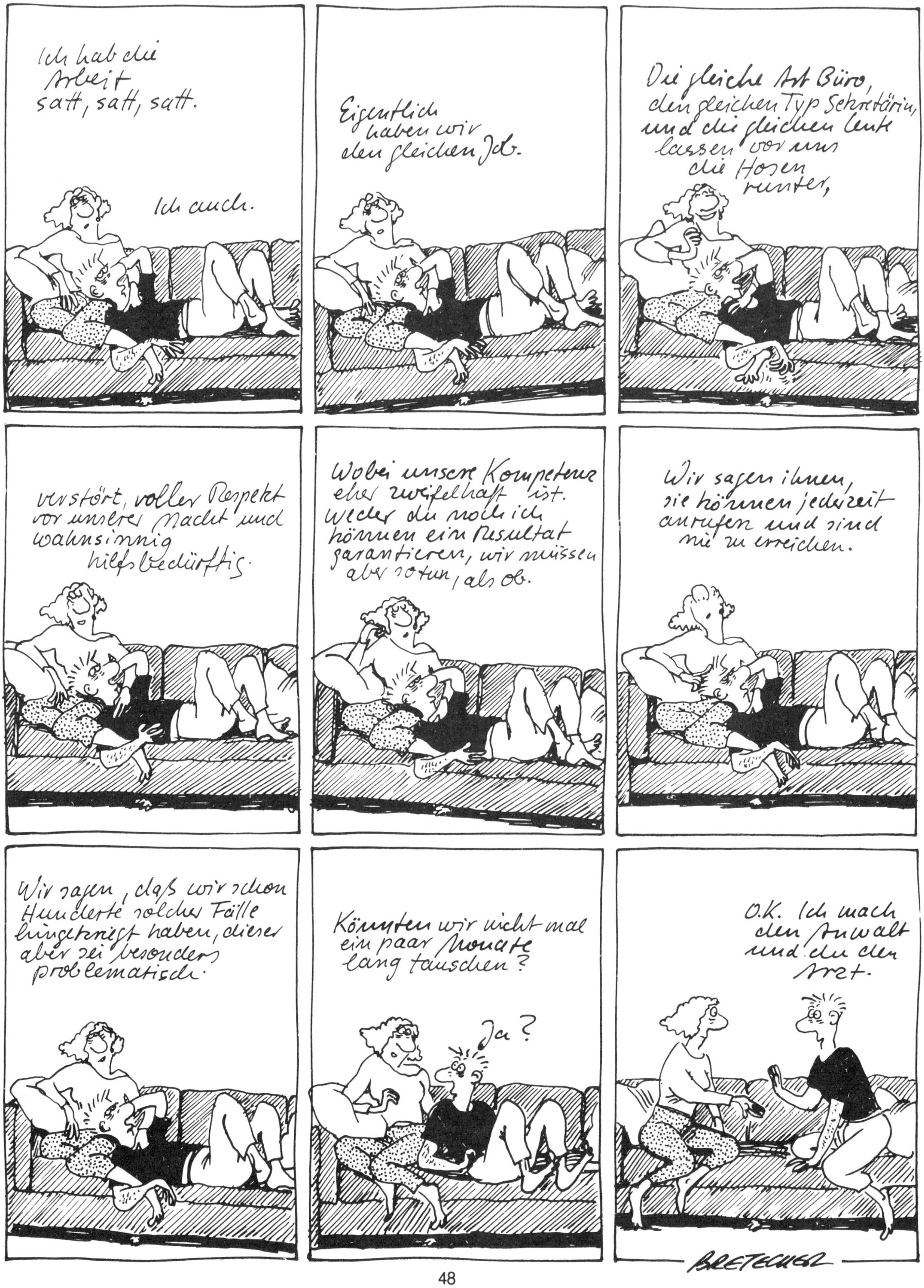
Ich hab die Arbeit satt, satt, satt.
Ich auch.
Eigentlich haben wir den gleichen Job.
Die gleiche Art Büro, den gleichen Typ Sekretärin, und die gleichen Leute lassen vor uns die Hosen runter,
verstört, voller Respekt vor unserer Macht und wahnsinnig hilfsbedürftig.
Wobei unsere Kompetenz eher zweifelhaft ist. Weder du noch ich können ein Resultat garantieren, wir müssen aber so tun, als ob.
Wir sagen ihnen, sie können jederzeit anrufen und sind nie zu erreichen.
Wir sagen, daß wir schon Hunderte solcher Fälle hingekriegt haben, dieser aber sei besonders problematisch.
Könnten wir nicht mal ein paar Monate lang tauschen?
Ja?
O.K. Ich mach den Anwalt und du den Arzt.
BRETECHER

ÄUSSERLICHE ANWENDUNG

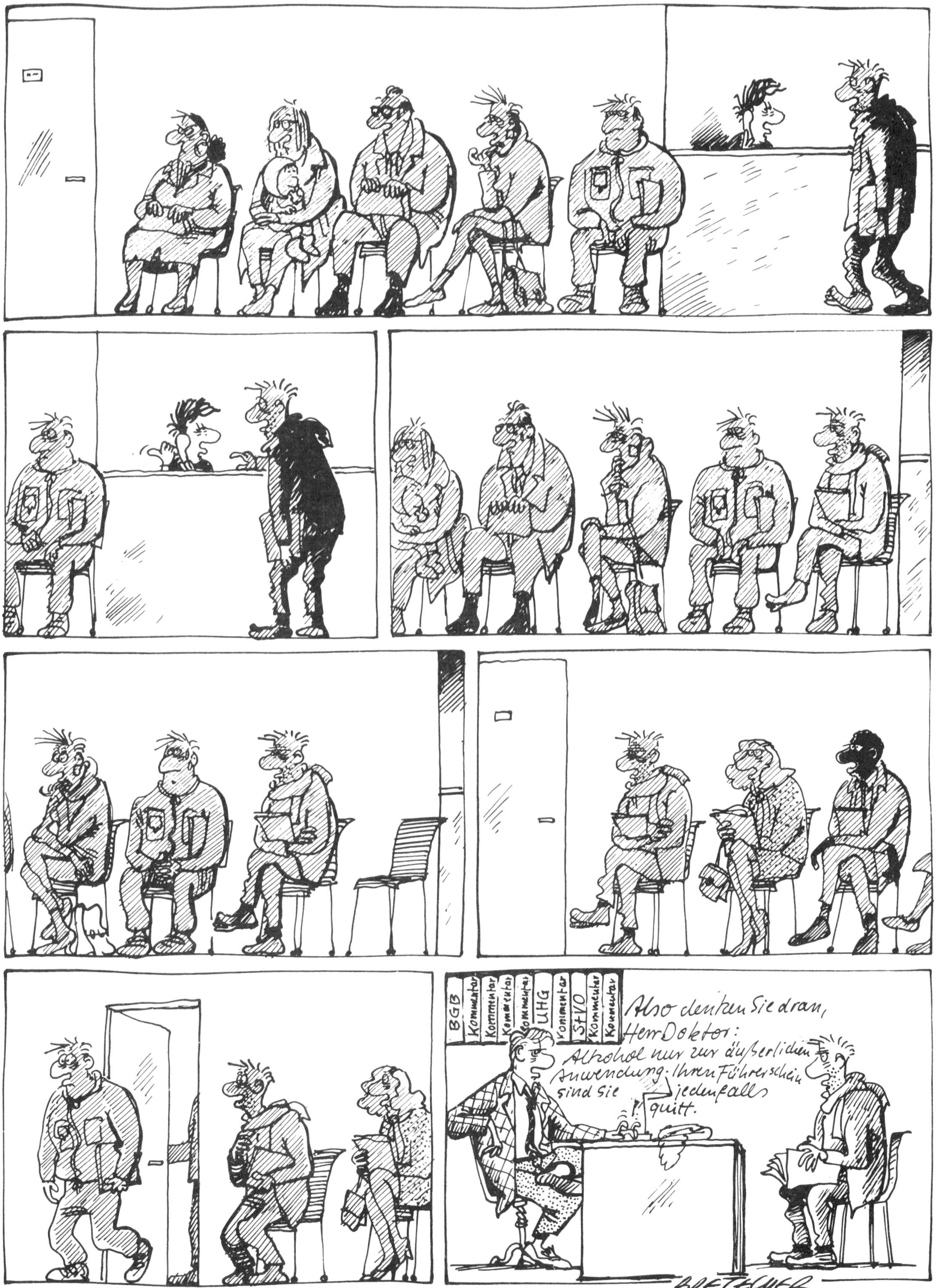

HOFFNUNGSLOSER FALL?

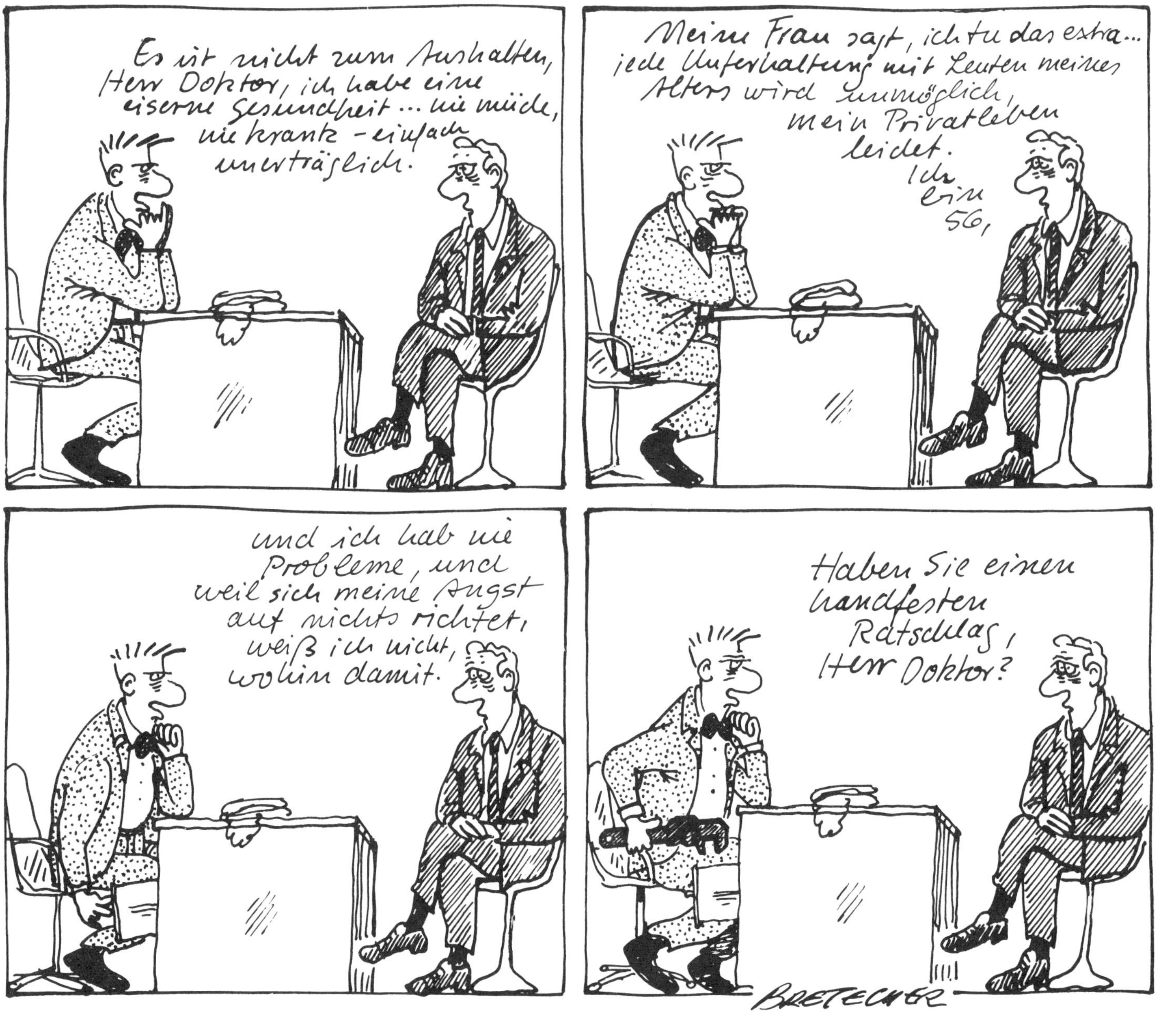
Es ist nicht zum Aushalten, Herr Doktor, ich habe eine eiserne Gesundheit ... nie müde, nie krank – einfach unerträglich.
Meine Frau sagt, ich tu das extra... jede Unterhaltung mit Leuten meines Alters wird unmöglich, mein Privatleben leidet. Ich bin 56,
und ich hab nie Probleme, und weil sich meine Angst auf nichts richtet, weiß ich nicht, wohin damit.
Haben Sie einen handfesten Ratschlag, Herr Doktor?
BRETECHER

Claire Bretécher

Die Frustrierten 1

64 Seiten Comics.
Kartoniert

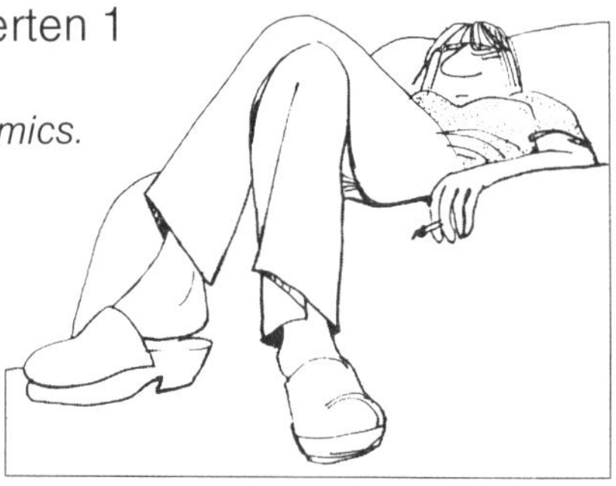

Die Frustrierten 2

64 Seiten Comics.
Kartoniert

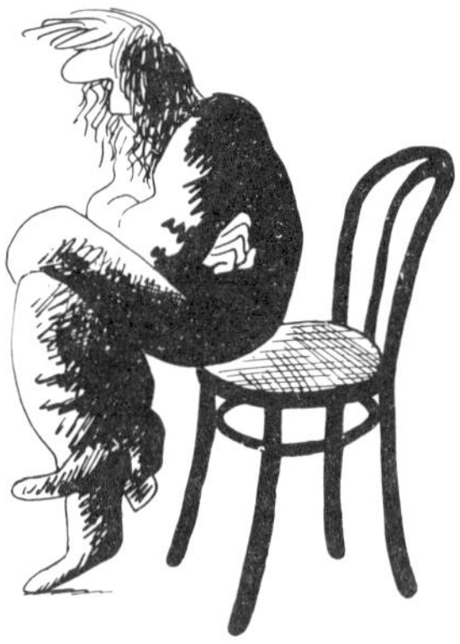

Die Frustrierten 3

64 Seiten Comics. Kartoniert

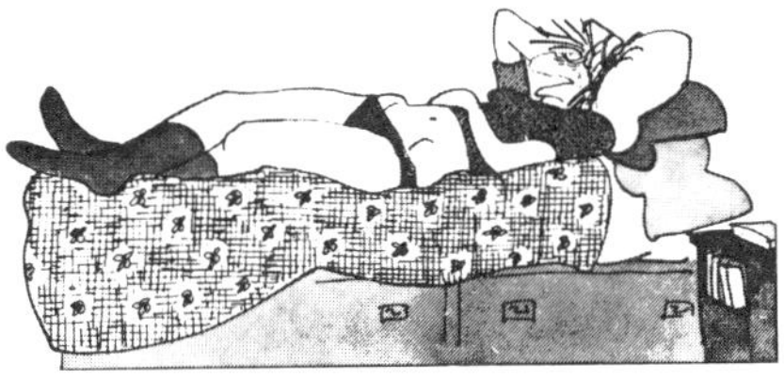

Die Frustrierten 4

64 Seiten Comics.
Kartoniert

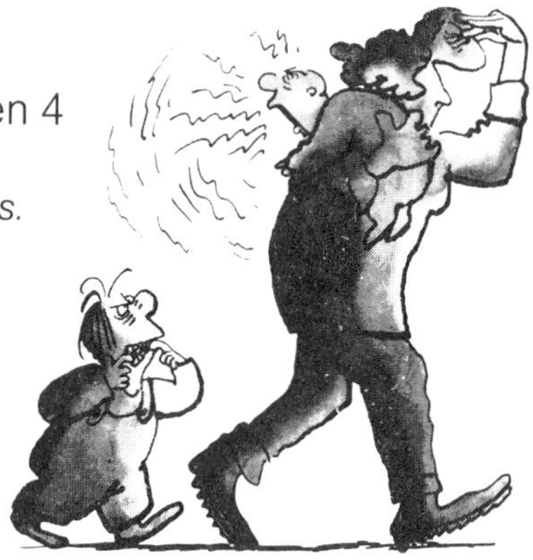

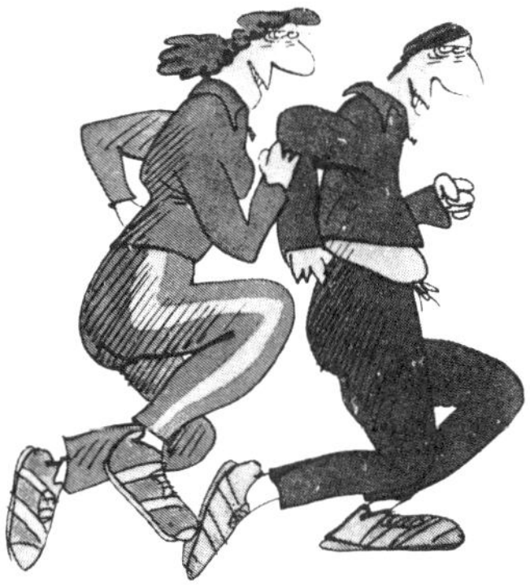

Die Frustrierten 5

64 Seiten Comics.
Kartoniert

Monika,
das Wunschkind

72 Seiten Comics.
Kartoniert

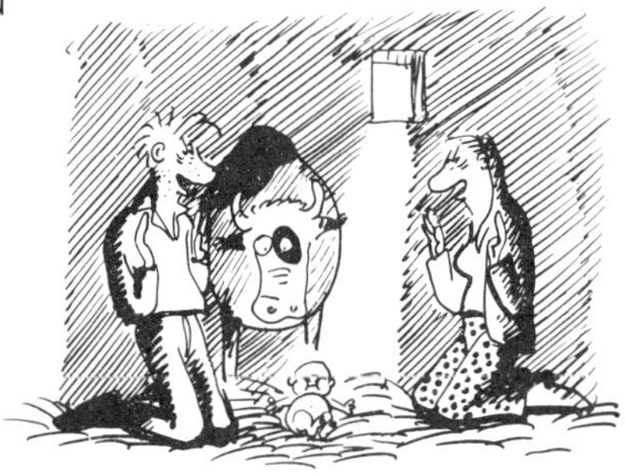

Die eilige Heilige

52 Seiten
vierfarbige
Comics.
Lam. Pappbd.

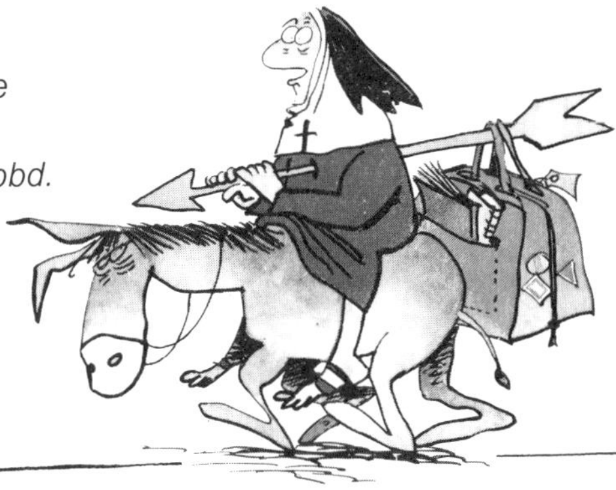

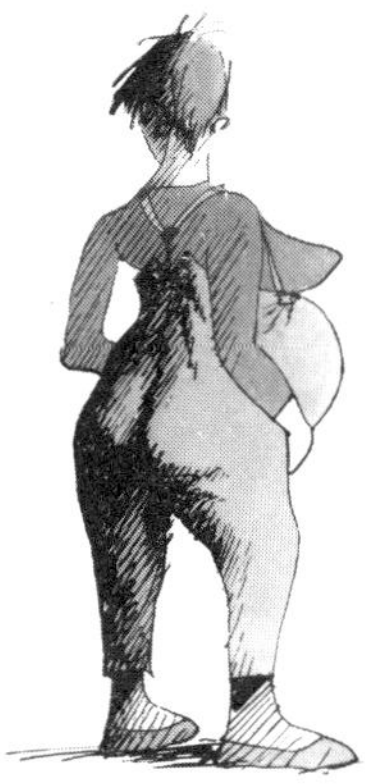

Die Mütter

64 Seiten Comics.
Kartoniert

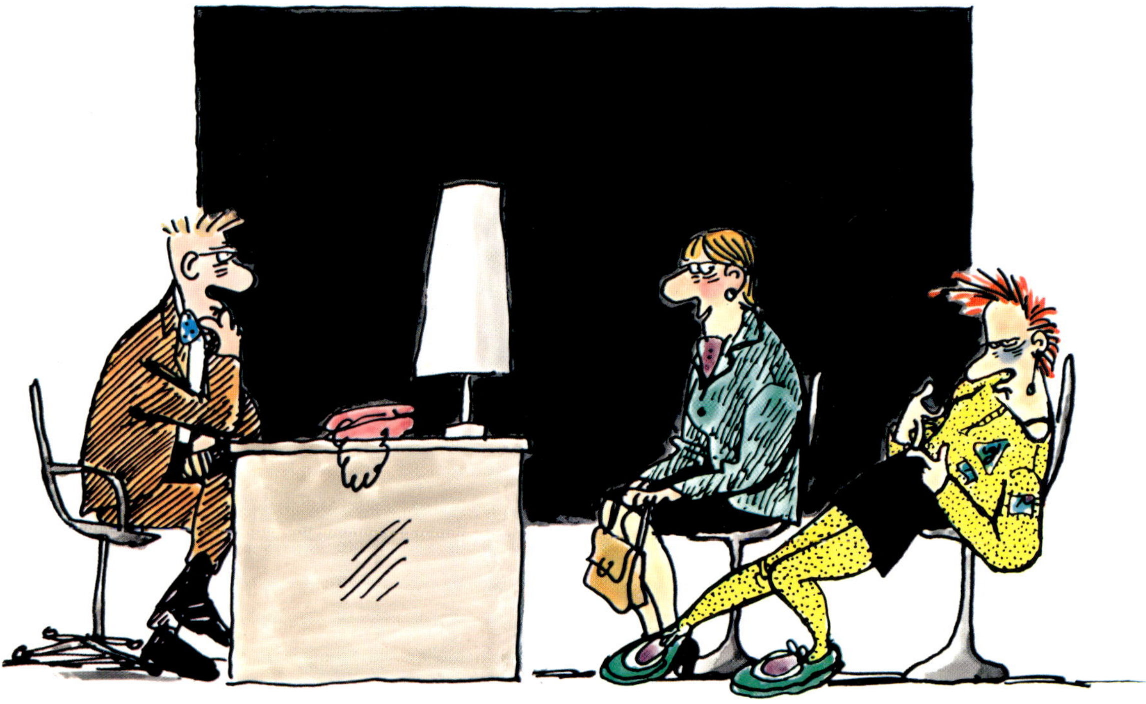